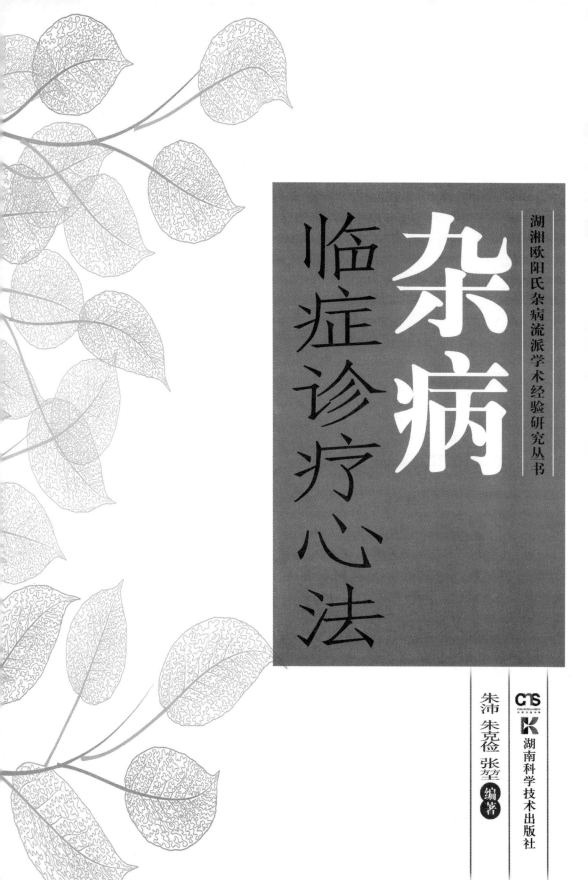

湖湘欧阳氏杂病流派学术经验研究丛书

杂病
临症诊疗心法

朱沛
朱克俭　张坚　编著

湖南科学技术出版社

图书在版编目（ＣＩＰ）数据

杂病临症诊疗心法 / 朱沛，朱克俭，张堃编著. --长沙 ： 湖南科学技术出版社，2018.8

（湖湘欧阳氏杂病流派学术经验研究丛书）

ISBN 978-7-5357-9473-4

Ⅰ．①杂⋯ Ⅱ．①朱⋯ ②朱⋯ ③张⋯ Ⅲ．①内科杂病－中医临床－经验－中国 Ⅳ．①R25

中国版本图书馆CIP数据核字(2017)第210837号

湖湘欧阳氏杂病流派学术经验研究丛书

ZABING LINZHENG ZHENLIAO XINFA

杂病临症诊疗心法

编　　著：朱　沛　朱克俭　张　堃

责任编辑：梅志洁

出版发行：湖南科学技术出版社

社　　址：长沙市湘雅路276号

网　　址：http://www.hnstp.com

湖南科学技术出版社天猫旗舰店网址：

　　　　　http://hnkjcbs.tmall.com

印　　刷：湖南省汇昌印务有限公司

　　　　　（印装质量问题请直接与本厂联系）

厂　　址：长沙市开福区东风路福乐巷45号

邮　　编：410003

版　　次：2018年8月第1版

印　　次：2018年8月第1次印刷

开　　本：710mm×1000mm　1/16

印　　张：11

字　　数：250000

书　　号：ISBN 978-7-5357-9473-4

定　　价：36.00元

前言

　　湖湘欧阳氏杂病学术流派的起源最早可追溯至明清。欧阳氏族在明初洪武落业之际,从江西庐陵郡徙居湖南湘江上游衡阳县(今衡南县)。传至先师祖欧阳德峻(生卒年代不详)在湘江南岸月堡开设康济堂药号,经营医药。学派创始人欧阳履钦(1884—1951),字煌,号逸休。自幼即有"不为良相,便为良医"之志。因祖母年老多病,奉养林下,遂潜心医学。学医之始,亦曾向当地名医欧阳正心执经问难。数年后医道大行,求诊者门庭若市,有口皆碑。临床擅长内科,也精通妇科、儿科、眼科、喉科、外科。学术思想以"寒温并重,不偏不倚""对比思辨,同中求异""抽添补泻,层次分明"为主要特点。先后撰写出版《药性表解串要》《伤寒折中》《金匮折中》《增补时方歌括》等著作。第一代传承人有子侄4人、弟子10余人。其中受业侄欧阳锜系统继承了履钦先生的学术经验并发扬光大。代表弟子颜文明、杨安时也成为业界具有一定影响者。第二代传承人以欧阳锜、颜文明先生学术经验继承人和学生为主,如欧阳锜老师嫡系传承人欧阳剑虹、传承人朱克俭,代表性弟子赵志付、程丑夫、周慎、杨维华等,颜文明先生的学生蔡光先等,从不同角度继承发展了欧阳氏杂病学术流派的学术经验,并各有成就。如欧阳剑虹较为全面地继承了欧阳氏辨治疑难病症的临床经验,领衔相关课题获得丰硕成果。朱克俭继承发扬了欧阳氏中医临证思维方面的学术思想和研究方法,并付诸于临床科研和新药研制,成果颇丰;赵志付继承发扬欧阳氏辨治神志病证的学术经验,成为中医身心医学国内外有较大影响的学者。程丑夫、周慎、杨维华分别继承发扬了欧阳氏以心、脑、儿科为主的疑难病症学术经验,各有建树,成为中医心病、脑病、儿科各自领域的学科学术带头人。

　　重视、构建并逐步完善中医临症思维,是湖湘欧阳氏杂病学术流派的主要学术特色。欧阳履钦先生首先从《金匮要略》《伤寒论》中悟出"寒温并重，不偏不倚""对比思辨，同中求异""抽添补泻，层次分明"之法，开流派临床思维学术思想之肇端。欧阳锜老师以治学、临床耕耘于一生，构建以"三型二十一证互为纲目""求衡与常变观""疑似复杂证候辨主症的三大关键""病证纵横结合""证病结合用药式"为核心的中医临症思维学术思想。晚年《症证病三联诊疗》著作的出版，标志着欧阳氏学术流派临症思维体系的基本成熟。此后，二代传承人紧密结合临床科研实践，先后提出了疑似复杂证候辨治，病证结合中医临床、科研、新药评价的具体模式和方法，中医内科及儿科等疑难疾病诊疗的基本思路，使欧阳氏学术流派中医临症思维体系不断完善，代有发展。

湖湘欧阳氏杂病临症诊疗心法，分理论思维和临症心法两个部分。理论思维部分，首先追溯了学派创始人及其几代弟子临症思维的创始、构建、逐渐完善过程，总结概括了各代学术临床主要代表人物在临症思维方面的主要学术成就、贡献及其特色；其次系统阐述了病证结合的学术思想内涵与临床科研思路、三型二十一证互为纲目病因诊疗纲要、症证病三联诊疗体系、求衡与常变观、疑似复杂证候辨析等湖湘欧阳氏杂病流派临症理论思维方面独特的学术思想和基本思路。临症心法部分紧密结合临床与科研实践，系统介绍了流派临床病证结合诊疗"以病为纲，病证结合""以证为主，证病结合""以症为主，症病或症证结合"3 种模式的应用方法，疑似复杂证候主症辨证的三大关键及其应用，病证结合临床科研方案设计、分析总结以及西医常见病中医证候研究、恶性肿瘤二级预防研究的具体思路与方法，并一一做出示范，以供借鉴和参考。

湖湘欧阳氏杂病临症诊疗心法，是流派创始人及历代传承人从认识、诊疗疾病的过程入手，通过多年的理论学习思考、研究探索和临床应用，逐步产生、完善和成熟的具有较为全面的系统性和显著流派特色、兼具理论与临床于一体的思维方法体系。学习和掌握欧阳氏杂病流派临症诊疗心法，对于提高学习者的思维、学习和诊疗能力，较快且持续提高理论素养、临床疗效和科研水平，均不无裨益。这一点，已经从近百年湖湘欧阳氏杂病流派人才辈出得到反复印证。

朱克俭

2017 年 3 月于长沙

目 录

理 论 思 维

临 症 心 法

理论思维

　　中医与西医临床虽然同是以防治疾病为主要目的，但由于各自理论体系不同，临床诊疗模式也有较大差别。辨证论治是中医诊疗主要特色，病证结合是中医临床基本模式。长期以来，对于在临床实践中尤其是疑似复杂病证如何正确处理辨证论治与病证结合的关系，如何处理症、证、病的关系，学术界存在较大争议，难以形成统一意见，在很大程度上阻碍或延缓了中医临床的发展。重视临床思维，是湖湘欧阳氏杂病流派的重要特点之一。100 余年中，以该流派几代核心或主要传承人在以中医病证结合为核心的临症思维方面进行了大量探索。

第一章

欧阳氏杂病临症思维源流

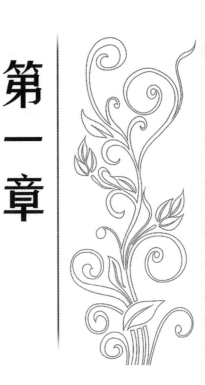

湖湘欧阳氏杂病流派最早可溯源至明清。创始人欧阳履钦（1884—1951），临床擅长内科，也精通妇、儿、眼、喉、外科。学术上以"寒温并重""对比思辨"等为主要特点。第一代核心传承人受业侄欧阳锜系统继承了欧阳履钦先生的学术经验并发扬光大，构建"症证病三联诊疗体系"，成为全国著名中医学家及湖南"五老"之一。第二代嫡系及代表性传承人则从不同角度继承和发展了欧阳氏杂病流派的学术经验，各有所成。重视杂病临症思维，是该流派的主要特点之一。

寒温并重，对比思辨，开流派
临症思维之肇端

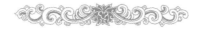

欧阳履钦先生的学术思想，大致有以下三方面的特点：一是寒温并重，不偏不倚；二是对比思辨，同中求异；三是抽添补泻，层次分明。用以指导临床能融贯古今，启钥见书，达到"无方处有方，无法处有法，泛应曲当，卓有余裕"的境地。

温病学系从伤寒逐渐脱胎而来。自温病学说兴起，在一定的范围内又形成与伤寒对立的局面。欧阳履钦先生认为，要纠正对立偏向，应当在理论上明确外感热病、伤寒发热与温病发热存在本质的不同。《伤寒折中·太阳上篇》指出："温邪从鼻而入肺胃，肺胃不受邪而仍出于表者，故亦发热。然因于热而发热，非比伤寒、中风由于寒，身内阳热外出与之抵抗而发热。故发热而渴不恶寒者为温病。"伤寒温病发热病机不同，因而发热的性质也各有异，这就必须寒温并重，不能有所偏倚。欧阳履钦先生善于运用经方，认为经方药简用宏，规矩严谨。但临床需要运用温病方时，就不局限于伤寒方。如抗日战争时期，衡阳一度流行副霍乱。此病剧烈吐泻，脱水休克，亦四肢厥冷，转筋入腹。用伤寒五苓散、理中汤多不效。欧阳履钦先生治此，随证采用王氏黄芩定乱汤等方，用之多验，并于《增补时方歌括》中明确指出此病"口渴苔浊小水短，神情烦躁由温途"。

古人限于历史条件，诊病察证，只能凭依症状（包括舌苔、脉象），而相同症状常可出现于不同病证之中，因此临床必须通过逐病对比，进行思考辨别。《伤寒论》《金匮要略》两书历来奉为辨证经典，欧阳履钦先生著《伤寒折中》《金匮折中》两书，即是根据对比思辨的思想方法，由伤寒与杂病以及同症异证、同脉异证等方面进行汇合参证，辨其异同，明其主次，从而对各证作出判断。所以，《伤寒折中》《金匮折中》对仲景全书的辨证经义，多发前人之所未发。欧阳履钦先生尝谓："学医必先读经，而后博览群书，对证的辨别，方药的选择，经反复相互比较，辨其异同，明其主次，自能对一切证候包括疑难杂症了若指掌，此即辨证之要诀。"对比思辨，欧阳履钦先生不仅用于辨证，在药物的具体运用方面，也常体现出这一思想方法。如《药性表解串要·宣剂》同为发散药，而"柴胡主升，前胡主降；独活治阴，羌活治阳"；《药性表解串要·补剂》中同为养阴药，但"鳖甲青，走肝益肾而退热；龟板黑，通心入肾而滋阴"。既突出了药物的特点，也有助于增强记忆，加深理解。

中医逻辑推理，古有隔一隔二之法，实际上是分析客观事物的层次问题。如虚者补之，实者泻之，根据明显的虚实见证予以补虚泻实的治疗，这是单一层次的分析方法。如虚因邪实而致，当祛邪安正；实是虚的外表假象，当扶正祛邪；阳虚因外寒盛而致，当温散助阳；阴虚因阳热亢所造成，当泄阳救阴。这就要用二层次的分析方法，弄清病的主要方面，治疗才能中肯。《药性表解串要·补剂》特别提出："泻阳救阴而气血复，养阴配阳而寒热平……不明抽添法诀，未可与议补药。"说明在病情复杂的情况下，补气血、平寒热，不是见寒治寒、见热治热、见虚即补、见实即泻，而必须运用二层次的分析方法进行推理。只有明确应抽应添，才能达到补与泻的目的。运用两个层次的分析方法，透过因果关系分清主次，从而正确掌握"抽添补泻"之法，是欧阳履钦先生处理复杂证候非常重要的思想方法和经验特色。

三纲鼎足，纵横结合，建症、证、病三联诊疗之体系

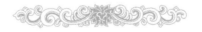

欧阳锜老师自幼从其伯父欧阳履钦先生学医，行医后深感辨证的准确性与保证提高疗效关系至切，遂继其志，以辨证理论方法为其研究方向。经反复读书临症以及孜孜不倦地求索，20 世纪 50 年代即初有所成，先后发表或出版了辨证研究专著《内科辨证学》《中医内科证治概要》等书，对历代医家内科辨证理论与方法进行了系统总结，为建立自身独特的辨证体系奠定了十分扎实的基础。在临床实践中，欧阳锜老师发现，凡病情单纯，证候典型，运用历代医家各种相应的辨证方法，多易辨治；而病情复杂、隐蔽，或多方面牵涉，或病情变化处于转折关头出现的证候，多不典型。此时如果辨证不清，治疗就难免舍本求末。多位医者会诊时做出的辨

证结论不一致，也多是在这种情况下产生。此后 20 余年，欧阳锜老师反复研读历代名医论著、医案以及现代哲学、方法论名著，结合自身临症体会，并从《矛盾论》中有关主要矛盾与次要矛盾的论述及其伯父"辨其异同，明其主次"的教诲中受到启发，逐渐认识到历代名医对于复杂疑难病症，善于明辨主次。一旦掌握其主要病变所在，集中解决主要问题，其他枝节问题也就随之得到解决。任何一个证候，其中必然有一些起决定和影响作用的症状，其他症状都是随着这种症状的转变而转变的。前者应属主要症状，后者则为次要症状，辨证分主次，即以此为准。对于疑难复杂证候，要认真观察病情，分析病势的轻重缓急，了解发病的前后经过，撇开表面现象抓住疾病的本质。具体应从病势的轻重缓急，发病的先后因果、证象的真假异同三个方面着眼，如此则不难分析出谁是主症，谁是次症。这就是复杂疑难证候辨证分清主次的三大关键。从思维方法学角度提出主、次症及其辨析三大关键的论点，为三纲鼎足、互为纲目的辨证体系提供了理论核心。

　　欧阳锜老师认为，仲景《伤寒杂病论》提出辨"六经""脏腑经络""血、水、痰、食"，为后世临床辨证树立了楷模。自后，历代医家相继提出"卫气营血""三焦"辨证及《素问玄机原病式》《脏腑标本寒热虚实用药式》等，都在辨证方法方式上有所充实和发展。历代各家创建的各种辨证方法方式各有偏重，如"六经""三焦""卫气营血"侧重在辨五气为病；"脏腑经络"侧重在辨脏腑主病；"血、水、痰、食"侧重在辨邪留发病。三个方面，分之则见其偏，合之则见其全，所以全面掌握三个方面的见症及各种证候的相互关系，从而提纲挈领，使之纲举目张，就可使辨证方法方式得到集中，更便于临床的综合运用。集中各种辨证方法方式，建立比较完整的辨证新体系，也是保证辨证用药的准确性，提高中医医疗质量的需要。由此，欧阳锜老师提出了疾病表现的三个类型及其二十一个纲领证。20 世纪 80 年代中期，欧阳锜老师领衔承担卫生部重点项目"中医病名诊断规范化研究"，对中医病、证、症三者的概念及其相互关系进行了系统研究。与此同时，深入细致地研究了三型二十一证间相互关系。进而发现，外感五气、内伤脏腑、血水痰食邪结三类证候及其各证间均存在相互因果关系，各证只能互为纲目，不能执一而定。临床辨证尤其是复杂疑难证候的辨证，欲提纲挈领，明辨主次，必须综合分析纲目之间的相互关系，明确各证的内在因果联系，分清主次，治疗才能纲举目张，切中病情。各证的纲目关系，即在此证为纲，在彼证为目；或在彼证为纲，在此证为目。从三类证候各证的内在联系分析，可以看出各证不是平行的两个层次的关系，而是三纲鼎足、互为纲目的关系。按照"三纲鼎足、互为纲目"的思路，欧阳锜老师对三类证候临床常见的 101 个证候的概念、证方组合的内在结构、与其他类似证候的鉴别、辨证标准与因病而异的要点及证病结合用药等进行系统研究，于其 70 诞辰之际撰写出版了《证病结合用药式》。该书以"三纲鼎足、互为纲目的辨证体系"为理论核心和基本框架，综合集中历代各种辨证用药模式与方法之所长，研究其相应关系，充实其用药经验，使之成为结构更为完备，规矩更为严谨，切合中医临床实际的证病结合用药式。

诊断治疗疾病从病、证、症三者入手，是中医理论与临床的主要特色之一。欧阳锜老师紧密结合临床科研实际，溯源寻流，认为病证结合是中医临症思维与理论思维的重要方法，在中医学术和临床发展史上有着举足轻重的地位。但是，数千年来，历代医家只是不自觉地运用着这一方法，而且历史上也很少从方法学的高度予以探讨，以致方法本身也存在一定缺陷，这是阻碍中医学发展的一个十分重要的原因。欧阳锜老师认为，病证结合研究，首先必须明确病、证、症的概念及其联系与区别；其次应当揭示临床每一类或每一种疾病病证之间的相互关系及组合规律。疾病与其所有证候之间，表现出纵横两方面的联系，纵向是由疾病的特殊本质所决定的，梯次表现出疾病发生、发展、变化等全过程的不同阶段；横向多因发病季节、易感体质及地域等而异。每一种或每一类具体病证都有其主症及主症的组合形式，病与病、证与证之间的转化，首先表现为主症的变化。辨证就是要从主症入手，通过对主症变化的分析，摸清疾病所见各证与其特殊的联系，与疾病特殊本质有密切联系的各证之间的传变关系，从而揭示出疾病特殊本质变化的规律。在确认各病主要证候以后或同时，必须揭示同一疾病各主要证候之间的转化传变规律及其与该病发生发展阶段之间的相互关系；同一证候见于不同疾病时表现形式及本质的同异；不同疾病次要证候与合并病、误治等其他因素之间的对应关系等。要摸清每个疾病究竟有多少证是由病的特殊本质决定的主要证候，分析证与证之间的联系和界限。总结疾病各证主症及病的基本症状见于各证的特点，通过"证方对应"的实践检验各阶段的所有证候，从每一疾病各阶段辨证用药的"量效关系"发现有效药物，探讨疾病各证与现代医学疾病各项检查指标的相关性。欧阳锜老师将病证结合研究分为两个阶段，即病证结合、一病一结的临床预试，病证结合的专题研究。并较为具体地提出了两个阶段的研究方法。

在上述研究基础上，欧阳锜老师提出了"三联诊疗"的概念，即从症状入手，病证相互结合，用病证双重诊断以指导治疗。三联，指症、证、病三方面的联系而言。三联诊疗的理论方法，是建立在中医基本理论阴阳五行、脏腑经络、气血津液、病因病机、治法方药等基础之上的。三联诊疗体系中病的四个构成内容病因、病位、病性、病势，证的三个构成要素五气为病、邪留发病、脏腑主病，均以中医基本理论为指导。由于症、证、病的三环相连，病与证的纵横结合，存在多方面、多层次彼此间的内在关系，因之三联诊疗的理论，就需要基于一定程序的相互联络而成为一种较完整的系统。三联诊疗的逻辑推理方法着眼于整体平衡。三联把症、证、病三个环节联系起来，对各种病证特别是疑难、错综复杂的病证，从其彼此间的相互关系，分析研究其内在联系及动态变化，从而采取相应的有效措施，都是从恢复整体平衡出发的。对于病证结合纵横交错的变化过程中出现的一些不典型证候，要从轻重缓急、前因后果、真假同异三个方面进行分析，抓住能反映病和证本质变化的主要方面，保证在治疗上避免主次不分，恰如其分地遣方择药。三联诊疗体系，在澄清中医病证名实混乱的基础上，深刻阐明了病证纵横结合各个环节及其相互关系并确定其具体操作程序，从而使得医疗实践中有规可循，便于参考应用。

难病四治，诊疗三模，理临床诊疗科研之思路

　　湖湘欧阳氏第二代传人在继承流派临床思维同时，立足于临床、科研实践，在各自的岗位上不断拓展湖湘欧阳氏流派的以病证结合和症证病三联诊疗为核心的杂病临床思维体系。

　　程丑夫教授于 1996 年在国内首次提出疑难病治痰、治瘀、治郁、治虚的"四治法则"。程丑夫教授认为，所谓"疑"，是指疾病的诊断、辨证疑惑不清，或莫衷一是，或类此而彼，致使对寒热虚实难辨，脏腑经络不明，使辨证难见真谛；所谓"难"，是指疾病治疗难度大，不易把握，难获疗效，甚或病入膏肓，药物无力逆转。疑难病往往存在脏腑亏损这一病理本质，形成疾病虚的一面，故治疗疑难病常以治虚为本。"怪病多痰""顽症多痰"，许多疑难病的发病与痰密切相关，治痰为疑难病治疗的第一要义。疑难杂症，多因久治难愈，患者为病所困，情志抑郁，此即张景岳所谓"因病而郁"。也有"因郁而病"，如情志失调致肝气郁结、气郁成痰、气滞血瘀或肝木乘土，或郁而化火，久郁未解而终成疑难顽症。"木郁达之"，气血和平，则痼疾自愈，故治郁为疑难病调节之法。疑难病必见瘀血，或以瘀血为主症，或他证夹有瘀血，故治瘀为治疗疑难病重要法则，尤其对于器质性病变更为重要。

　　在欧阳氏杂病流派临症思维方面，周慎教授曾对其导师欧阳锜研究员

的治学方法、辨同求异的思维方法、主症辨证法也进行过专题研究。周慎教授多年来致力于脑病的研究，临症之时注意不断探索中医常见病证的辨证与用药规律。在对脑血栓形成、脑萎缩、脑动脉硬化症、中风后遗症、运动神经元疾病等文献资料进行证治、用药及组方规律分析基础上，结合自身临床学术经验，周慎教授提出了上述不同脑病的发病机制、病因病机、治则治法和用药规律。如通过对中医脑病最常见证型——肾虚髓亏络瘀证的深入探讨，指出其病位在肾-精-髓-络-脑系统，病性为虚实夹杂，虚在肾、精、髓，实在脑络瘀滞，主要具有肾虚于下而髓亏于上，络病上及于脑，肾、精、髓、络、脑五者同病，以及易虚难复、易瘀难通、易入难出等病机特点。周慎教授认为，对病证的认识宜立足于临床，以病证的临床流行病学调查资料为依据，进行病证规律的分析。

作为欧阳锜老师学术经验传承人之一，朱克俭教授也以疑难病症辨治及临床科研方法为主要研究方向。朱克俭教授首先从源流、思路、具体方法，以及理论、经验、验方等不同层次和方面着手，系统探讨、分析、研究了湖湘欧阳氏杂病流派病证结合临床科研方法，提出病证结合以病为主，病证结合；以证为主，证病结合；以症为主，症病或（及）证结合的临床3种模式及其运用方法。朱克俭教授将湖湘欧阳氏杂病病证结合科研思路方法与临床流行病学研究方法有机结合，以高血压病中医常见证候为对象进行临床流行病学调研，并由此提出了西医常见病中医证候的研究思路与方法。朱克俭教授认为，西医辨病，中医辨证是现代中医及中西医结合临床诊疗和科研主要模式。西医常见病中医证候辨证标准的不规范和不统一，是制约中医及中西医结合科研与新药研制水平、临床疗效提高的关键因素之一。而明确西医疾病主要和常见证候及其相互关系，也是阐明西医各病中医病因病机及其发生、发展和转归，为辨病论治提供中医药理论依据的重要过程和必要基础。西医常见病中医证候临床流行病学调研的主要内容一般应包括疾病的常见证候，由疾病本质决定的主要证候，主要证候的转化规律，主要或常见证候的主要脉症及其组合规律。调研方案的制订，是研究成功与否的关键。调研现场的选择应遵循多地域、多层次医疗单位随机选点的原则。调研资料的处理采用中医专业理论分析综合与统计学处理有机结合的方法。主要证候分析，应首先分别统计不同合并病症、体质类型、地域环境、气候季节等与证候发生密切相关因素中各常见证候的构成比。然后，采用显著性检验、相关分析等统计学方法和医理分析方法，分析常见证候与上述相关因素的关系，从常见及次常见证候中区分出由疾病本质所决定的主要证候，以及因合并病症、体质类型、地域环境、季节气候等因素影响而非疾病特殊本质决定所出现的非主要证候。主要证候转化关系分析，首先统计不同年龄、病程、病情、病期等中各主要证候的构成比。然后，采用显著性检验、趋势分析等统计学方法和医理分析相结合，分析各主要证候与年龄、病程、病情、病期的关系，从而确定各主要证候的先后排列顺序及转化关系，由此阐明贯穿疾病全过程的基本病机、各主要阶段病机及其转化关系。常见证候主要脉症分析，采用聚类分析、主成分分析等多因素分析，单个和组合脉症频次统计与医理分析方法，分别对调研资料中各常见证候的脉症进行处理，筛选确定既能反映疾病不同阶段证候的特殊和主要病因病机、出现频次较高，能作为辨证依据的脉症。近10年，朱克俭教授以病证结合科研方法学研究为主，在长期理论探讨基础上，提出了自身对病、证、症概念及其相互关系的认识，并由此完善在疑难病辨治中病证结合3种模式运用的基本原则及其具体方法，提出以疗效及安全性评价为主要目的的病证结合、证病结合、症证或（及）病结合三模式的临床科研设计与总结的基本思路和方法。

综上所述，湖湘欧阳氏杂病流派创始人提出寒温并重，对比思辨，开流派临症思维之肇端，第一代传承人构建了以主症辨证三法；三型二十一纲，互为纲目诊疗纲领；由症入手，病证纵横结合的症证病三联诊疗体系。第二代传人则致力于各自临床专科疑难病及科研方法学领域，提出疑难杂病临床辨治和临床科研的具体原则、思路和方法，从不同角度完善和发展了湖湘欧阳氏杂病流派临症思维。

第二章

病证结合学术思想的基本内涵

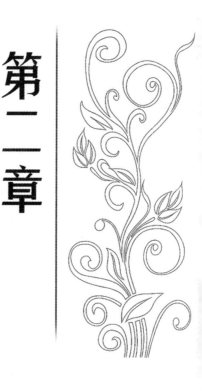

从症状入手，病证结合，是传统及现代中医临床主要模式。临症思维研究，必然以"病证结合"为核心。欧阳锜老师认为，由于认识方法、学术交流等多方面主客观因素的影响与限制，虽然病、证、症3种形式早已形成，但迄今病、证、症概念仍然混淆不分，病名、证名、症名尚不统一。具体到每一类或每一种疾病，中医对于急性外感热病病证结合规律认识比较清楚和统一，而对大量慢性疑难疾病全过程病证之间关系则存在诸多不清晰和有争议之处。尤其近代中医临床，借鉴西医诊断之所长，西医辨病、中医辨证已成为临床常用模式，对于西医各病与中医证候之间的组合规律，更有一个重新研究认识的过程，因此欧阳锜老师认为，病证结合研究，首先必须明确病、证、症的概念及其联系与区别；其次应当揭示临床每一类或每一种疾病病证之间的相互关系及组合规律。

病、证、症的概念及其
联系与区别

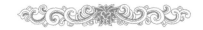

欧阳锜老师认为，疾病是人体在病因作用下，由于某一部分阴阳失调产生特殊的本质变化，构成不同的病机及有规律的演变过程，具体表现出若干固定的症状和相应的证候；证候是疾病演变过程中各阶段的本质反映，它以某些相关的症状揭示出疾病所处一定阶段的病因、病位、病性及其发展趋势；症状是患者自身感觉到的异常变化及医者通过四诊获得的异常体征，是疾病和证候的外在表现。

病、证、症三者均统一在人体病变的基础之中，每种疾病都有其基本症状，但病在各个阶段是以证候表现出来的，证候也是由一定的症状组合所组成，是病在一定阶段及一定条件下的表现形式。三者的区别在于，疾病是人体内外环境动态平衡失调所表现出来的病变全过程，是由疾病的特殊本质决定的，病的特殊本质贯穿于疾病全过程的始终；证候是疾病所处某一阶段的主要本质的反映，是病在这一阶段的主要表现形式，但又受病的特殊本质变化决定。疾病与其所有证候之间，表现出纵横两方面的联系，纵向是由疾病的特殊本质所决定的，梯次表现出疾病发生、发展、变化等全过程的不同阶段；横向多因发病季节、易感体质及地域性等而异。每一种或每一类具体病证都有其主症及其主症的组合形式，病与病、证与证之间的转化，首先表现为主症的变化。辨证就是要从主症入手，通过对主症变化的分析，摸清疾病所见各证与其特殊本质的联系，与疾病特殊本质有密切联系的各证之间的传变关系，从而揭示出疾病特殊本质变化的规律。

各种疾病病证之间的相互关系和组合规律

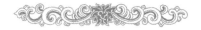

揭示各种疾病病证之间的相互关系和组合规律，是实践中病证结合的基本前提。临床上疾病所有证候，既有疾病特殊本质所决定的主要证候，也有因其他因素如合病、并病、误治等引起的次要证候。在一定条件下，其他因素可与疾病特殊本质相互影响，甚至成为暂时的主要病变。但这种变化不贯穿于疾病的全过程，与疾病的本质是有区别的，次要证候的出现是或然而不是必然的。不严格区分这方面的情况，具体到每一种疾病，不但病与证的关系无法弄清，病的分证难以统一，即使勉强分证或统一，也会因重复性差而无法取得公认。在确认各病主要证候以后或同时，必须揭示同一疾病各主要证候之间的转化传变规律及其与该病发生发展阶段之间的相互关系；同一证候见于不同疾病时表现形式及本质的同异；不同疾病次要证候与合并病、误治等其他因素之间的对应关系等。具体有以下六点。

1. 摸清每个疾病究竟有多少证是由病的特殊本质决定的主要证候

要摸清由病的特殊本质变化决定的证，必须排除其他因素决定的证，包括其他因素促使病情加剧而产生的证候。因为这些情况都不是疾病发展的必然结果。不分清这些方面的情况并加以区别，就容易造成混乱，找不到与疾病特殊本质有内在联系的主要证候，也不可能揭示疾病的演变规律。之所以既往总结不同研究者提出的某些病的分证（包括分型分期）治疗经验，不但分出来的证多少不一，且甲地分出来的到乙地重复就走样，很可能与研究思路和方法有关。

2. 分析出证与证之间的联系和界限

疾病各阶段的所有证候，都处于发展变化之中，每一证不是孤立的、静止的，只是处于相对静止的状态。如果疾病在发展过程中显示不出阶段来，分证也就失去了依据。因此，要根据疾病的发展阶段来分证，就要着重分析证与证之间的关系，明确其界限，这样才能发现每个疾病自始至终有多少个证候及各证的交叉、合并情况。界限划不清，一个证可能分成两个或两个以上的证。《伤寒论》六经分证及合病、并病的交叉，已为病的分证做出示范，可以效法。

3. 总结疾病各证的主症及病的基本症状见于各证的特点

主症是证候本质的反映，是临床辨析证候及鉴别辨证的依据。证候与证候的转化合并，也必须根据主症的变化来加以确定。因此，研究过程中应分清各证的主症与次症，总结出各证的主症及组合规律，是十分重要的。异病同证，之所以同中有异，是由于各种疾病的特殊本质不同，临床上常以疾病本身具有的基本症状或其特点以及组合表现出来。如肺阴虚，不论是见于一般咳病，还是见于肺结核、肺癌等，除烦渴、咽干、舌红少苔等症相同外，其基本症状——咳嗽就有所不同。一般咳病多干咳无痰，肺结核多咳唾带血，肺癌多咳引胸背痛，各有特点。尤其是外科、五官科疾病，症状多限于局部，全身症状有时不突出，更应注意总结病的基本症状见于不同证候的特点，以此作为该证见于相应疾病的辨证依据，并可作为异病同治、同中有异的重要依据。

4. 通过"证方对应" 的实践检验各阶段的所有证候

疾病某一阶段是否存在某个证候，还必须通过大多数人公认的有效处方临床应用获得效应，并经过一定数量病例的重复才能确定。这就是"证方对应"的实践检验过程。确定每一个疾病的应有证候，都必须经过这一过程。检验结果的判断大致有 3 种：一是用药有效，证明辨证准确，证也确实存在；二是用药无效，就应当引以为教训，其所假定的证也不一定存在；三是证方不符而用药有效，反过来证明辨证不确定，应当从药议证，重新确定证候。

5. 从每一疾病各阶段辨证用药的"量效关系" 发现有效药物

在病证结合，提高临床疗效，并经过一定数量病例的重复验证后，对所用方药进行研究，就可以发现该病及其相应证候的有效方药。任何疾病欲求治愈，既要有处理其各阶段证候的辨证有效方药，也需要可靠的辨病专方专药，否则，就很可能只能暂时缓解疾病而不能彻底治愈疾病。一般而言，有效方药的筛选，主要通过药物的"量效关系"来判断。方药相对固定后，用药量（包括每剂用量和累积剂量）与其所发挥的疗效一致，就可以初步肯定其中使用频率高、用量最大的为有效药物；用药量与其所发挥的疗效不一致，则用药量越大，使用频率越高，越说明对本病或本证无效。有效方药进一步分析，在某证中使用频率最高、剂量最大的方药即是该证的有效方药，而在疾病所有证候中通用，且剂量较大者，即可初步肯定为本病的有效药物，可以作为组成本病专方的主要组分。

6. 探讨疾病各证与疾病各项检查指标的相关性

以西医辨病、中医辨证的模式，进行病证结合的研究，还必须注意探讨疾病所有证候与西医各项检查指标的相互关系。如果某项或某几项指标随某证主症变化而变化，随某证主症消失而消失，并经"证方对应"实践检验所证实以及通过一定数量的病例重复，统计学处理认定两者之间确实具有相关性，不仅可以为证候辨证、鉴别辨证及疗效评定提供客观依据，从更深的层次来看，通过大量不同疾病同一证候与客观检查指标的探讨，还可为进而探讨中医证候与西医生理病理理论之间的相互关系提供重要线索。因此，这也是中医证候诊断指标及实质研究一种切实可行的思路与方法。

第三章 三型二十一证病因诊疗纲要

中国传统医学已有几千年的悠久历史，历代医家与疾病作斗争，不仅积累了极其丰富的经验，拥有大量的行之有效的方药，而且还从始初的感性认识升华到理性认识，使对症用药的经验医学过渡到有理论指导的辨证论治。所以中医治病，必须按照中医的理、法、方、药辨证论治，也就是理法方药的具体运用。中医对任何病，都是先辨证后议药。证同而病不同，可以异病同治；病同而证不同，则当同病异治。可见辨证论治，是中医治病必须遵守的准则。

辨证论治，既然是中医治病的准则，那么就要熟悉和掌握各种辨证方法，就有必要介绍一下中医发展的历史和中医所具有的特点。在我国的古代，没有现代科学知识，没有任何仪器帮助的情况下，我们祖先在认识疾病和治疗疾病时付出了很大的代价。《淮南子·修务训》记载："神农尝百草……一日遇七十毒。"经过无数次的医疗实践，不断地吸取经验教训，而后"令民知所避就"。在证明药物对人体症状有了特定的作用之后，就逐渐对于病证有了一些粗略的认识，而这种认识也仅仅是从头痛、发热、咳嗽、呕吐等症状开始的，当时的医学也仅限于对症治疗。由于对症治疗只是一种经验性的方法，仍然有一定的盲目性，对一大群症状相同的患者来说，疗效是不能满意的。对甲有效，对乙不一定有效，对丙甚至有害。所以要使经验性的对症治疗提高一步，必然要上升到理论阶段。经过反复医疗实践，前人认识到着眼于个别症状，头痛治头，脚痛治脚，往往会顾此失彼，必须全面地看待问题，具体问题具体对待。例如发热，不但要注意热势的轻重、部位、时间，还要注意到头面、呼吸、饮食、睡眠、情绪、出汗、大小便、舌苔、脉象等一系列全身情况，然后再分为几个类型，采取不同的处理方法，而不单是用退热药就能解决问题，这就从简单的对症治疗发展到有理有法的辨证论治。我国第一部医书《黄帝内经》就是从全身症状的角度出发着眼于人的整体、人与自然环境的关系来认识疾病和治疗疾病的。张仲景所著《伤寒杂病论》提出"观其脉症，知犯何逆，随证治之"，奠定了辨证论治的理论方法，历代都有所发展。

辨证论治，不辨细菌病毒，不问病理损害，不用化验检查，确能获得无可非议的疗效。如果单纯从科学分析方法的角度来看，这是不可思议的。中医从综合全身症状的角度出发来认识疾病和治疗疾病，其所采用的基本方法，正与此相反。辨证论治之所以能够治好病，应从方法论上去理解。中医对人体的局部病变，虽然不及现代医学观察分析得那样具体细致，但是对任何病都能从广泛的总的联系去进行考察，采用调节全身的整体疗法从而把病治好。这样做，克服了人为地割裂人体局部和整体的关系，克服了把局部孤立化、绝对化，并在不干扰人体生命正常活动的情况下从事医学研究。这是中医认识和治疗疾病在方法上与现代医学不同的地方。辨证论治的产生正是由这种方法所决定的。

　　辨证论治既是理法方药的具体运用，当然与中医的病因学、病机学、诊断学、药物学、方剂学等密切有关，前人论述各种证候也往往与上述各方面相提并论。证候产生在病因作用于人体，发生病理变化，出现症状、体征之后，实质上就是指疾病各种不同的表现形式。辨证论治作为一门学科来研究，就必须抓住证候的特点及由此特点所涉及的范围，如证候的类型、纲领证和各证的组成，如何在各种证候中分清主次，以及证与证之间的关系和传变等。证候的分类提纲，也应根据证候本身与病因、病机范围不同的特点来考虑。至于议论治则、立方遣药，应该说也是辨证论治全过程中不可忽视的部分。

病证表现的三个类型
及其纲领证

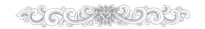

　　认识疾病不仅要注意它的共同点，更重要的是要认识它的特殊点，才有可能把不同质的病证区别开来。特别是在古代的历史条件下，观察病情只能靠直观所能觉察到的症状和体征，而一些症状和体征又是许多疾病所共同具备的。对症治疗，就只是看到疾病的共同点，没有认识到疾病的特殊点，所以有较大的盲目性，不能普遍适用。以发热为例，如恶寒发热、不恶寒但发热、日晡发热等，发热症状本身就有它的特殊点。在发热的同时，恶寒发热，多兼无汗身痛；不恶寒但发热，多兼口渴汗出；日晡发热，多兼腹满便结。全身情况也有它的特殊点。只有认识到这些特殊点，才有可能区别各种发热的本质。恶寒发热，证属寒邪犯肺，必须发汗退热；不恶寒但发热，证属热伤肺津，必须甘寒除热；日晡发热，证属热结肠胃，必须苦寒泄热。也只有在确定证候的前提下，才能采取这种相应的有效措施。这就说明中医辨证论治确实有它的优越性，也说明中医对疾病的认识和处理是符合辨证法的思想方法的。

　　任何病"有诸内必有形诸外"，都会以不同的形式表现出来。中医辨证论治，由于自觉不自觉地运用了辨证法的思想方法，对疾病的各种表现形式和不同形式彼此间的相互联系及其变化规律不断有所认识，因而陆续总结出各种辨证纲领和辨证方法。只有做到这点，才能应对临床上出现的错综复杂、千变万化的病证，不至于茫无头绪。证既是指疾病各种不同的表现形式，故所谓纲领证，也就是指具有一定的表现形式而又能反映某些疾病特点的证候。前人总结出来的各种辨证纲领，如"六经""三焦""卫气营血""脏腑经络""血、水、痰、食、虫"等，虽其适应范围各有不同，由于对疾病的认识和处理都符合辩证法的思想方法，所以在发现疾病不同形式彼此间的相互联系及其变化规律的基础上，把传统的辨证纲领集中统一起来，使之进一步系统化、标准化，不但有可能，而且是必要的。原有的各种辨证纲领，统一分型提纲，可分为三个类型，二十一个纲领。

1. 五气为病

第一型五气为病，有风、热、湿、燥、寒五证。外感五气为病，一般皆由表入里，人身卫外的阳气拒邪于表，初起多有发热、恶风寒、头痛、身痛等表证，发病都很急骤。由于五种病邪和五邪所伤引起人体内部变化各有不同，五证又各有不同的症状和体征。

风证：发热、汗出恶风、肢体疼痛、鼻塞流清涕、苔白、脉浮数。

热证：发热、汗出热不退、口渴、小便黄、苔黄、脉数。

湿证：发热、汗出恶寒、头重、身重、肢软、舌苔厚腻。

燥证：发热、鼻干塞、无汗、便结、口干舌燥。

寒证：发热、恶寒无汗、周身酸痛、头痛、项背强、苔白不渴、脉紧而数。

五气为病五种纲领证，皆为外感病初起时的证候。外邪传里，伤害脏腑，或产生有害的病理产物，出现各种变证。如风、热、湿、燥、寒五种表证未罢，治之当疏散清解为主。内脏病在发展过程中兼有外感，出现5种表证，亦当疏散清解。因外邪不罢，可使内外并病，病势即随之增剧。由外感引发原有的内脏病，即使出现脏腑症状，如仍有恶寒身痛、项背强、往来寒热等症，甚至较长时期内增衣则烦，去衣则凛，亦当以处理外感为首务，否则外内合邪，内脏病亦无法望其治愈。

前人对外感病分类，有分为风、寒、暑、湿、燥、火六类的，称为"六淫之气"。六淫中的"火"与"暑"，均表现为"热证""湿热证"。且"诸经之火"，有的是指"遗热于经"之证，并非外感病初起时的证候。故在此只分五气，不宗六淫。

2. 脏腑主病

第二型脏腑主病，有肝、心、脾、肺、肾、胆、小肠、胃、大肠、膀胱十证。脏腑主病，是由脏腑阴阳气血失调或脏器有所损害所致。病在脏腑，都以每个脏腑的功能失常反映出来的症状为主症。由于脏腑与整体的正常相互关系受到干扰或破坏，病证还可反映在形体的某一局部。脏腑主病，皆病从内生，与外邪内传损伤脏腑或形体中病邪留积不去以致产生脏腑症状，均有本质上的不同。

肝证：以胁痛、烦闷、易怒为主症。肝证可反映在头、眼、耳、爪甲、筋、少腹、阴囊、睾丸等局部。

心证：以心痛、心悸、唇绀、脉结代及健忘、失眠、神昏、谵语狂妄为主症。心证可反映在颜面、舌、血脉、手臂内侧、掌心等局部。

脾证：以腹胀、食少、倦怠少气、浮肿、泻利为主症。脾证可反映在口唇、四肢、肌肉、足股内侧等局部。

肺证：以咳、喘、短气、胸满为主症。肺证可反映在鼻、喉、皮毛、手臂内侧等局部。

肾证：以腰痛、水肿、尿闭、尿频及遗精、阳痿、早泄为主症。肾证可反映在耳、舌、骨、齿、发、脊、足股内侧等局部。

胆证：以肋下胀痛、呕苦、目黄为主症。胆证可反映在胸、腋、足胫外侧等局部。

小肠证：以脐腹坠胀、肠鸣、疝气痛为主症。小肠证可反映在腘、肩臂外侧等局部。

胃证：以胃脘胀痛、纳减、呕吐、反胃、呃逆、嗳气为主症。胃证可反映在咽、唇、胸乳、脐腹、足股、足背等局部。

大肠证：以腹胀、里急、脱肛、便秘或泻利为主症。大肠证可反映在齿、鼻、肩臂前缘等局部。

膀胱证：以少腹满痛、小便癃闭涩痛或遗溺为主症。膀胱证可反映在头顶、颈项、腰脊、股腘等局部。

脏腑主病，治之当着重调节脏腑阴阳气血的平衡。脏腑主病产生寒热及痰、饮、水气、瘀血等证，亦当以调节脏腑功能为主。内脏器质性病变，当长期守方，逐步促使质变，审证既确，不能随意变动。

前人对某些形体方面的疾病，也习惯根据其所隶属的脏腑称之为某脏病、某腑病或某经病。因之运用"脏腑主病"的辨证方法，既要明确脏腑与形体间的相互关系，懂得从形体上的一些异常现象去观察、分析脏腑病变；也要从实质病情出发，认真辨别究竟是内脏病还是形体方面的病，是局部疾患还是与整体有关，不能机械地按照脏腑（经脉）分证的方法对号入座。

脏腑主病，前人还分为心包证、三焦证，实质上心包证即指心证，亦即所谓"心包代心用事"之意。三焦证，指决渎失职诸证，已概括在肺、脾、肾及膀胱证之内，因此均不另列。

3. 邪留发病

第三型邪留发病，有痰、饮、水气、瘀血、食积、虫积六证。

痰证：眩晕呕恶、胸闷食少、渴喜热饮、喘咳多痰、苔滑、脉滑或沉有弦象，虽食少而肌肉丰腴如故，虽皮肤肿起而皮色不变，证象多变幻无定。

饮证：面目浮肿、咳喘、呕吐多涎沫、口淡不渴或先渴却呕。

水气证：通体浮肿、按之凹陷、皮肤光亮、小便不利。

瘀血证：唇萎、舌青紫、大便黑、口燥但欲漱水不欲咽、腹不满而言满、局部皮肤甲错。

食积证：苔浊口秽、腹胀便溏、嗳气酸腐而不欲食。

虫积证：面部白斑、白睛黄斑、下唇内及舌上有颗粒状虫疹、眼眶鼻下色黑、鼻孔痒、腹痛嘈杂、时泛清涎，或嗜异物、脉乍疏乍数。

邪留发病六种纲领证，其病皆属有形之积，治之当以祛邪为主，如祛痰、逐饮、行水、破瘀、消食、杀虫等，皆属祛邪之法。要注意的是必须认真观察邪、正两方面的均势以权衡用药的轻重，才能祛邪安正，不能病重药轻或病轻药重。邪留发病的实证，系有害物结聚不散，非消导攻逐不为功。邪留发病的虚证，系虚中夹实，治当祛邪安正或攻补兼施，如专持补益，必致养痈遗患。

各种证候的组成及方药运用

临床上相同的症状和体征在各种证候中可以相互出现，正由于这些相同的症状和体征组成的各种证候，彼此间又有本质上的区别，所以辨证必须首先掌握具有一定的表现形式而又能反映疾病特点的各种纲领证，才能提纲挈领，纲举目张，否则对待千差万别的证候就无法区别，也无从认识各种证候的本质。上述三型所属各种纲领证，都有本质上的不同，但三型及三型所属各证，又都是相互依存的。

五气为病：由于外邪伤害脏腑，使脏腑功能失职或脏器受损，同时可出现脏腑症状及痰、饮、瘀血、食积等证。

脏腑主病：因脏腑功能失职，脏器受损，或影响整体营卫阴阳的正常运行，亦可出现寒热症状及痰、饮、水气、瘀血、食积等证。

邪留发病：致内脏功能障碍，或使整体营卫阴阳的正常运行受扰，同时也可出现脏腑症状或寒热症状。

由此可见，各种疾病所见证候虽然是错综复杂的，都不外是"三型""二十一证"相互交错所组成。所以，辨证既要注意具有一定表现形式的证候，又要看到不同证候是相互依存而又有本质上的区别。

前人总结出的辨证纲领虽各有不同，其基本内容也不外以上三个方面。如"六经""三焦""卫气营血"侧重在外感病方面；"脏腑经络"侧重在内伤脏腑病方面；"血、水、痰、食、虫"侧重在杂病方面。历代各家关于辨证的理论和经验，分之则见其偏，合之则见其全，所以全面认识三型所属各证及其相互关系，掌握各种证候的组成，不但可以使辨证方法更加系统，而且应付各种错综复杂的证候，也能够若网在纲，有条不紊。

1. 五气为病常见证候及其方药

第一型五气为病，因病邪伤害不同的脏腑（脏腑部位）和产生各种有害的病理产物，可构成下列各证（表3-1、表3-2、表3-3）。

表3-1　　　　　　　　五气为病，伤害不同的脏腑部位

证名	证候组成		症状体征（苔、脉）	方药
	主	次		
风邪犯肺	风证	肺证	发热汗出、恶风、肢节痛、苔白、脉浮、咳嗽	加味香苏散
热邪犯肺	热证	肺证	发热、汗出热不退、口渴、苔黄、脉数、咳嗽	桑菊饮
热邪犯胃	热证	胃证	发热、口渴、苔黄、烦呕不欲食	凉膈散去硝黄
热结肠胃	热证	肠胃证	日晡潮热、大便不通、腹部硬满作痛	大承气汤
热结旁流	热证	肠证	潮热、脉实有力、大便泻、腹胀满作痛	大承气汤
热郁大肠	热证	大肠证	发热、苔黄、尿黄、腹痛下利、里急后重	黄芩汤加地榆
热郁膀胱	热证	膀胱证	发热、苔黄、小便短赤涩痛	六一散加黄柏、车前子
热伤营血	热证	心证	夜热甚、舌中心及尖边俱红、神昏抽搐或发斑疹	清营汤
热犯心神	热证	心证	高热、舌绛无苔、神昏抽搐、舌强口噤、谵语或狂妄不宁	犀角地黄汤、安宫牛黄丸
热伤肺津	热证	阴虚证	高热、汗多、口大渴、苔黄而干、脉洪数	白虎汤

续表

证名	证候组成		症状体征（苔、脉）	方药
	主	次		
热伤胃气	热证	气虚证	发热、心烦口渴、恶风倦怠、便溏、脉弱、舌质淡红	清暑益气汤
湿流关节	湿证	肾证	恶寒舌腻、身重而痛、关节肿痛、屈伸不利	除湿蠲痛汤
湿滞经络	湿证	心证	浮肿、肢节沉重、疼痛、舌腻、尿短	苡仁汤
湿邪着肾	湿证	肾证	恶寒肢软、腰重而冷	肾着汤
燥邪伤肺	燥证	肺证	发热、口干舌燥、干咳无痰	泻白散加葳蕤、麦冬
寒邪犯肺	寒证	肺证	恶寒发热、无汗身痛、头项强痛、咳喘、苔白	麻黄汤
寒客于经	寒证	心证	恶寒肢冷、苔白、身痛急或项强、腰背痛	当归四逆汤
寒阻膜原	寒证	肝胃证	寒热往来、胸胁满、烦呕、不欲饮食	小柴胡汤
寒中肠胃	寒证	肠胃证	恶寒肢冷、呕吐食少、腹满、下利清水	理中汤
寒犯心肾	寒证	心肾证	恶寒倦卧、四肢厥冷、昏沉欲睡、二便失禁	四逆汤

表 3-2　　　　　　　五气为病，所谓"二气兼感"

证名	证候组成		症状体征（苔、脉）	方药
	主	次		
风寒两感	风证	寒证	发热、微自汗出、头痛恶寒、肢体疼痛、苔白	香苏散加麻黄、防风
风湿外壅	风证	湿证	遍身生疹、顽痒异常，或起疙瘩，或搔破流水	疏风渗湿汤
风湿相搏	风证	湿证	恶风自汗、关节沉重作痛、屈伸不利	羌活胜湿汤

续表

证名	证候组成		症状体征（苔、脉）	方药
	主	次		
风热上攻	风证	热证	发热、头痛目眩、头面赤肿、口渴苔黄、脉弦数	普济消毒饮
外寒内热	寒证	热证	恶寒发热、无汗身痛、口渴、苔黄、尿黄、便结或泻而不爽	冲和汤
寒热交结	寒证	热证	恶寒发热、干呕心烦、嗳气肠鸣或下利、腹胀满	半夏泻心汤
湿热交感	湿证	热证	恶寒发热、汗出、苔黄厚腻、胸痛、口渴不引饮、尿短黄	甘露消毒散
湿热中阻	湿证	热证	恶寒发热、无汗、面垢、心烦口渴、呕恶、腹胀痛、苔厚浊	黄连香薷饮
湿热下注	湿证	热证	发热、口渴心烦、尿黄涩痛、便溏泻、后重不爽、苔黄厚腻	八正散
湿郁热伏	湿证	热证	苔白厚腻、发热恶寒、无汗、脘腹胀满、尿黄	达原饮
热极生风	热证	风证	面赤、身热口噤、手足抽搐、舌强、口噤、背反张	凉膈散加钩藤、僵蚕
寒湿郁滞	寒证	湿证	恶寒肢冷、关节重痛不移、苔白腻	桂枝附子汤

表 3-3　　　　　　　五气为病，产生有害的病理产物

证名	证候组成		症状体征（苔、脉）	方药
	主	次		
风寒动饮	寒证	饮证	恶寒、发热不渴、咳吐涎沫、苔白滑	小青龙汤
因寒滞食	寒证	食积证	寒热头痛，呕恶不思食，腹胀痛或泻	藿香正气散
热郁成痰	热证	痰证	烦热、口渴、咳逆、胸满痰稠、脉滑数	小陷胸汤加黄芩

续表

证名	证候组成		症状体征（苔、脉）	方药
	主	次		
热入血结	热证	瘀血证	寒热往来、少腹硬痛、痛连胸胁、妇人月事不利	小柴胡汤去参、枣，加延胡索、归尾、桃仁
瘀热阻肠	热证	瘀血证	发热、腹痛拒按、口苦渴、便结或泻而不爽、苔黄舌紫	大黄牡丹皮汤
湿滞痰生	湿证	痰证	舌苔厚腻、胸闷、咳喘多痰	二陈汤加蔻仁

外感五气为病，初起多表现为风、热、湿、燥、寒5种表证。风寒外感化热入里与热邪传里来源虽不同，其见证有的是相同的，如寒阻膜原，温病称为"邪留三焦"，伤寒谓之"少阳病"。热结肠胃，伤寒谓之"阳明腑证"，温病称为"里结"。外感病在传变中期和后期，邪深入里，随人身之阴阳消长变化不同，其结果只有寒热两证。从热化即温病所指顺传、逆传之证，从寒化即伤寒所谓三阴证。外邪伤害人体不同的脏腑，如热邪犯肺、热邪犯胃、热伤营血、热犯心神，是指温病发展四个阶段——卫气营血的典型症状；如寒邪犯肺、寒中肠胃、寒犯心肾，是指伤寒太阳证、太阴证、少阴证。由于外邪伤害人体脏腑部位有深浅不同，用药必须审慎适宜，药病相当。病重药轻，则药不及病；病轻药重，则引邪入里，均难以达到预期的效果。

人体存在寒、热、湿、燥等内在发病基础，因外邪触发，往往两种证象同时并见，其证前人称为"两感"，实质上多属"外内合邪"所致。两感证如风湿相搏、寒热夹杂、湿热交感等，一般可采取"双解"之法。如两方面症状有多少轻重之分，用药亦当分清主次轻重。

外感病在传变阶段，产生痰、饮、食积等证，如热郁成痰、湿滞痰生、因寒动饮、因寒滞食等。虽多与患者平时肺胃不健、停痰、留饮有关，但病由外感所引起，当及时给予清热、化湿、发散之剂。人体内部不受外邪之扰，痰、饮、食积等病变即不致于继续发展。当然，也不妨适当加入祛痰、逐饮、消食之品。故热入血结，因妇人经来适与热病相值以致经血瘀滞，亦当和解清热为主，只稍加活血之品即可。

2. 脏腑主病常见证候及其方药

第二型脏腑主病，因脏腑阴阳气血失调，甚至关格或产生有害的病理产物，可构成下列各证（表3-4、表3-5、表3-6、表3-7）。

表 3 - 4　　　　　　　　　　　　脏腑主病，阴阳气血失调

证名	证候组成		症状体征（苔、脉）	方药
	主	次		
肝风升扰	肝证	内风证	头晕目眩、耳鸣，或偏头痛，或口眼㖞斜	大定风珠
肝阳上亢	肝证	内热证	目赤眩晕、耳鸣、烦热怔忡、脉弦数	龙胆泻肝汤
肝肾阴虚	肝肾证	阴虚证	头目眩晕、舌红、咽干口燥、腰痛遗精，或五心热	六味地黄汤
肝胆湿热	肝胆证	湿热证	胁痛、口苦尿黄、眼目及全身发黄、呕恶厌油、腹胀便溏、苔黄腻	四逆散合金铃子散加茵陈、黄柏
心火上炎	心证	内热证	烦热咽干、舌赤痛、怔忡失眠	天王补心丹
心血亏损	心证	血虚证	面色萎黄、头晕心悸、健忘失眠、舌淡红、脉细涩	丹参四逆汤
心阳衰微	心证	内寒证	恶寒肢冷、心悸喘促、苔白脉微	人参四逆汤
心神失养	心证	血虚证	头晕心忡、健忘不寐、幻见妄言、甚至痴呆	柏子养心丸
心脾两虚	心脾证	气血双虚证	面黄少气、心悸失眠、食少腹泻、舌淡、脉细弱	归脾养心汤
心肺两虚	心肺证	阴虚证	面浮咳喘、心悸自汗、口舌干燥、脉细数	生脉散加丹参、远志
心肾不交	心证	肾证	心悸、健忘失眠、足冷尿频	磁朱丸
脾胃气虚	脾胃证	气虚证	倦怠少气、食少腹胀、便溏、脉微弱	六君子汤
脾胃虚寒	脾胃证	内寒证	恶寒肢冷、食少腹胀、大便溏泻、小便清长	理中汤
脾虚湿胜	脾证	内湿证	腹胀食少、大便易泻、肢体困重、苔白腻	平胃散加白术
脾湿留垢	脾证	内湿证	口腔腐糜、臭如馊腐、腹胀便溏、吞酸嗳气、苔腻	六君子汤加麦芽、神曲

续表

证名	证候组成		症状体征（苔、脉）	方药
	主	次		
脾瘅上泛	脾证	内湿证	食少腹胀、苔浊厚腻、吐出浊厚涎沫、口中甜	二陈汤加石菖蒲、佩兰
中寒致虚	脾胃证	内寒证	腹胀痛喜按、便泻清稀、心悸、虚烦少气、舌淡	小建中汤
肺燥津伤	肺证	内燥证	口干舌燥、苔如积粉或干黄、干咳无痰、大便结	清燥救肺汤
肺肾阴虚	肺肾证	阴虚证	咳喘声嘶、腰膝痿弱、遗精、烦热咽干、舌红少苔	百合固金汤
肺脾气虚	肺脾证	气虚证	咳喘多涎、食少腹胀、便溏、少气、舌淡脉弱	参苓白术散
肾虚内热	肾证	内热证	五心烦热、舌质红、腰膝酸软、遗精早泄、脉细数	知柏地黄汤
肾虚生寒	肾证	内寒证	恶寒肢冷、阳痿、精气清冷、脉沉迟	四逆汤加鹿角胶、补骨脂
胃燥津伤	胃证	内燥证	口舌干燥、食少便结或泻而不爽、腹胀满	叶氏养胃汤
肠中燥结	肠证	内燥证	大便干燥不通、食少腹痛、腹胀满、肛裂出血	麻仁丸
直肠滑脱	肠证	内湿证	利下不禁、利后肛门空如竹筒	真人养脏汤
膀胱虚寒	膀胱证	内寒证	恶寒少腹冷、尿清、尿频、脉沉迟	桑螵蛸散

表 3 - 5　　　　　　　　　脏腑主病，阴阳格离

证名	证候组成		症状体征（苔、脉）	方药
	主	次		
阴盛格阳	内寒证	假热证	恶寒肢冷、下利清水、脉微细，虽面赤身热而不欲去衣被	通脉四逆汤

续表

证名	证候组成		症状体征（苔、脉）	方药
	主	次		
阳盛格阴	内热证	假寒证	恶寒肢冷、目赤苔黄、口渴、二便不爽	四逆散加黄芩
清阳下陷	脾证	假热证	倦怠少气、腹胀气坠、便溏泻、洒渐恶风、自觉烦热而不燥不渴、舌质淡	补中益气汤
浊阴上逆	肝证	痰证	眩晕、胸闷呕恶、苔浊厚腻，或心烦失眠，或怔忡不宁	温胆汤
阴盛阳脱	心肺证	内寒证	口鼻气冷、汗出如油、恶寒肢厥、脉微欲绝	四逆汤
阳极阴竭	心证	内热证	五心烦热、躁扰不寐、咽干口渴、舌光如镜	黄连阿胶汤
上热下寒	热证	假寒证	面目赤、口渴心烦、足冷尿频、便泻不爽	四逆散加牛膝、黄芩
下虚上实	寒证	假热证	恶寒足冷、尿清便溏、口渴不饮、口糜不痛	八味肾气丸
上下关格	心肾证	闭证	神昏不醒、口中有秽气、呕恶、小便不通	玉枢丹
上厥下竭	肺肾证	脱证	面赤而喘、额上汗出、下利不禁、肢厥脉微	四逆汤加赤石脂

表 3-6 脏腑主病，旁及他脏他腑

证名	证候组成		症状体征（苔、脉）	方药
	主	次		
肝脾失调	肝证	脾证	胁痛脉弦、脘腹胀满、便溏、呕恶不欲食	四逆散加川楝、郁金
心火下注	心证	膀胱证	舌赤烂痛、小便短赤涩痛	导赤散
心虚胆怯	心证	肝胆证	心悸、惊惶不定、烦闷不寐、苔黄厚	温胆汤

续表

证名	证候组成		症状体征（苔、脉）	方药
	主	次		
脾病累肺	脾证	肺证	食少腹胀、便溏、续见咳喘气逆、吐涎沫	六君子汤
脾肾双虚	脾肾证	阳虚证	恶寒足冷、腹胀、便溏、尿清、腰膝痿弱、阳痿	附子理中汤
肺病累脾	肺证	脾证	咳喘久不愈、续见胸腹痞满、食少、大便不调	苏子降气汤
肺热下迫	肺证	大肠证	咳嗽咽干、大便泻利后重、灼热不爽	泻白散加黄芩、阿胶、苦杏仁
肺气不降	肺证	大肠证	咳逆上气、大便秘、虚坐努责	三子养亲汤加全瓜蒌
肾气上逆	肾证	肺证	久咳不愈、动则咳喘不宁、少腹逆冲、脉疾数	都气丸加核桃仁
胃热上攻	胃证	心证	潮热便秘、腹痛、神昏谵语，甚至狂妄不宁	大承气汤
胃热传肾	胃证	肾证	身热不退、食少、渴饮无度、小便频数清长	白虎汤加麦冬、芦根

表 3-7　　　　　　　脏腑主病，产生有害的病理产物

证名	证候组成		症状体征（苔、脉）	方药
	主	次		
肝风夹痰	肝证	痰证	头晕目眩或头目抽掣作痛、胸闷泛恶欲呕、苔滑、脉滑	导痰汤加苦丁茶、僵蚕
肝郁气滞	肝证	气滞证	胁痛、烦闷不适、呕吐吞酸、脉弦	柴陈汤加香附、郁金
肝郁血结	肝证	瘀血证	右胁痛、有块、腹胀呕恶、食少、尿黄、大便黑、舌青紫	四逆散加鳖甲、紫参、三棱、郁金
脾寒冷积	脾证	冷积证	恶寒肢冷、腹胀便秘、绕脐痛、苔白不渴、脉沉弦	温脾汤

证名	证候组成		症状体征（苔、脉）	方药
	主	次		
脾湿生痰	脾证	痰证	胸闷痰多、腹胀食少、苔白而滑	五味异功散
脾弱食滞	脾证	食积证	食少腹胀、嗳气不已、便泻、舌淡、脉弱	四君子汤加砂仁、麦芽
脾不制水	脾证	水气证	面目四肢浮肿、尿短色白、食少倦怠、脉沉弱	四君子汤加椒目、防己
脾不统血	脾证	血虚证	吐血下血、面浮倦怠、腹胀、便溏、舌质淡、脉弱	归脾汤
肺郁生痰	肺证	痰证	咳嗽、气喘、胸满、必吐出稠痰后始快	枳桔二陈汤
肺寒停饮	肺证	饮证	咳逆上气、吐涎沫而不渴	二陈汤加干姜、细辛、五味子
肾虚饮泛	肾证	饮证	咳喘多涎、足冷、少腹逆冲、脉沉迟	苓甘五味姜辛半夏汤
肾热水闭	肾证	水气证	浮肿、尿闭、腰痛、苔黄口渴、脉数	六味地黄汤去山茱萸加白茅根、益母草
肾寒水闭	肾证	水气证	全身水肿、小便不利、腰痛足冷、脉沉数	济生肾气丸
胃虚留饮	胃证	饮证	胸腹胀闷、漉漉有声、时吐清水	苓桂术甘汤
胃虚气逆	胃证	气逆证	膈食不下、呃逆反胃、噫气不除、舌淡脉弱	旋覆代赭汤
膀胱蓄水	膀胱证	水气证	小便癃闭、少腹胀痛或满闷不适	五淋散加车前子

　　脏腑主病，在脏腑阴阳失调的种种病理演变之下，不但可产生寒、热、燥、湿等证，亦可出现风象，如肝风升扰、心火上炎、脾虚湿胜、肺燥津伤、肾虚生寒等证。因病从内生，故又称为"内风""内热""内湿""内燥""内寒"，以示与外感五气不同。由于人体津液气血精髓及思维情志等精神活动与脏腑均有其特定的联系，故临床上所见津伤、液损、血少、精亏、髓枯，与气滞、气郁、气逆、气虚、气陷、气脱以及神乱、神昏等证，亦多具体表现在某一个脏腑。脏腑主病，在治疗上当着重调节脏

腑阴阳气血的平衡，不可过用发散、清利之剂。

脏腑阴阳失调发展到一定程度，不能相互滋生，相互制约，以致阴阳格离，不但显示人体物质有土崩瓦解之势，脏腑功能也处于紊乱或衰竭状态。此类证候要注意区分闭、脱两证。凡邪气壅盛，闭塞不通，清浊紊乱，阳内闭而格阴于外，皆属闭证；正气不振，虚陷欲脱，阴阳相离，阴在内而格阳于外，皆属脱证。虽病变表现有上下、内外不同而病机则一。上下清浊相紊以及格阴、格阳之证，已有闭、脱之机，故一见此证，即当协调阴阳，以免发展成为闭证、脱证。如已出现关格、亢极、虚脱、竭厥等证，则当及时予以开闭、固脱，缓则莫救。

脏腑功能失职，水道、地道、经脉隧道发生障碍，饮食精华、气血津液停滞不行，成为自身有害的病理产物。如肝风夹痰、肝瘀成块，皆由肝的"疏泄"失调所致。脾湿生痰、脾弱食滞、脾不制水，皆由脾的"运化"失职所致。肺的"清降"失常，津气不布，热郁则生痰，寒凝则停饮；肾虚不能"蒸化"水气，水泛则咳喘，水闭则浮肿。又如，胃腑虚寒而饮邪留滞，膀胱气化不行而小便癃闭。凡此诸证，虽有痰、饮、水气、瘀血、食积等证，皆属脏腑主病。治此，皆当着重调节和恢复脏腑功能。脏气充实，邪不能容，痰、饮、水气、瘀血、食积诸证也自然随脏腑症状的消失而消失。但亦非完全不用消导攻逐之品，只是不能本末倒置。

人体脏腑都是相互关联而不是各自孤立的，所以脏腑主病，有同时出现两个脏腑症状的，如肝脾失调、脾肾双虚、脾病累肺、肺病累脾、肺气不降、肾气上逆、胃热传肾等，皆属此类。此类证候，虽同时有两个方面的症状，而其病实起源于一脏一腑。治此，只需治其原发病的脏腑，原发病愈，其他脏腑的症状亦即自行消失。至于肺热下迫、胃热上攻，虽亦属旁及他脏、他腑，前者为脏病出腑，后者为腑邪犯脏，前后两证轻重迥殊。

3. 邪留发病常见证候及其方药

第三型邪留发病，因病邪留在不同的脏腑部位或使整体营卫阴阳的正常运行发生障碍，可构成下列各证（表 3-8、表 3-9）。

表 3-8　　　　　　邪留发病，病在不同的脏腑部位

| 证名 | 证候组成 | | 症状体征（苔、脉） | 方药 |
	主	次		
浊痰阻肺	痰证	肺证	咳喘不得卧、胸满、痰稠不易咳出	二陈汤加皂荚
痰迷心窍	痰证	心证	神志不清、痰鸣气急、脉弦滑	导痰汤加石菖蒲、远志

证名	证候组成		症状体征（苔、脉）	方药
	主	次		
痰核流注	痰证	脾证	皮下关节、按之软、皮色不变、走注无定	控涎丹
痰阻经隧	痰证	心证	胸闷、苔滑、脉沉弦、肩臂痛、痛处冷、或一侧升举利、时复转移一侧	指迷茯苓丸
饮邪凌心	饮证	心证	面浮、咳喘、心悸不宁、吐涎沫而不渴	苓桂术甘汤
饮留胃中	饮证	胃证	食少、呕吐涎沫、心下冷或背冷如掌大	二陈汤加生姜、椒目
水溢皮肤	水气证	肺证	恶寒咳喘、全身浮肿、按之凹陷、尿少、脉沉伏	五皮饮加麻黄、赤小豆
水积大腹	水气证	肠证	四肢不肿而腹胀如鼓、小便短少	己椒苈黄丸
恶血冲心	瘀血证	心证	失血后、产后卒倒神昏、口噤失语、舌青紫	失笑散加丹参
瘀阻经络	瘀血证	心证	失血后舌青脉涩、关节升举不利、麻木掣痛	身痛逐瘀汤
瘀滞胸膈	瘀血证	肺证	失血后舌青脉涩、胸满隐痛或背胀	血府逐瘀汤去牛膝
瘀积少腹	瘀血证	肠证	舌青脉涩、腹满按之痛、或腹不满而言满、大便黑	少腹逐瘀汤
瘀阻心脉	瘀血证	心证	心区痛、唇绀、舌青紫、指甲青紫	丹参四物汤
瘀积成痈	瘀血证	热证	局部红肿疼痛、发热恶寒	仙方活命饮
干血成痨	瘀血证	内热证	消瘦、骨蒸潮热、肌肤甲错、妇人经闭	大黄䗪虫丸
血瘀成瘕	瘀血证	肝证	面色暗黄、脉涩、腹大青筋、胁痛有块、小便短赤	鳖甲煎丸
宿食停胃	食积证	胃证	胃部痛、饱嗳酸腐、呕恶不食、脉右盛于左	保和丸

续表2

证名	证候组成		症状体征（苔、脉）	方药
	主	次		
腐食入肠	食积证	大肠证	嗳气酸腐、腹胀痛、肠鸣失气、下利腥臭	平胃散加神曲
虫入胆道	虫积证	胆证	心下痛不可忍、呕苦尿赤或吐蛔肢厥	四逆散加川楝、乌梅、槟榔、郁金
虫积成疳	虫积证	脾证	肌瘦发疏、腹大青筋、腹痛、大便常泻、尿如米泔、下唇及舌上有颗粒状	消疳散
虫扰肠胃	虫积证	肠胃证	嘈杂不安、时泛清涎、腹痛乍作乍止、痛定能食、吐蛔、下蛔	万应丸
虫病亡血	虫积证	血虚证	头晕、心悸、面黄而浮（耳目不黄）、腹痛嘈杂、嗜异物	皂枣丸加雷丸

表3-9　　　　　　　邪留发病，营卫阴阳的正常运行受阻

证名	证候组成		症状体征（苔、脉）	方药
	主	次		
痰阻发热	痰证	热证	胸闷呕恶、苔滑、脉滑、夜热晨止	导痰汤
血瘀发热	瘀血证	内热证	舌青紫、五心烦热、口燥但欲漱水	四物汤去川芎加牡丹皮、白薇
食滞发热	食积证	假热证	腹胀作痛、嗳腐不欲食、虽憎寒发热而身不痛	保和丸

邪留发病，病不在脏腑本身，亦不关风寒外感，如浊痰阻肺、饮邪凌心、水积大腹等，均系指痰病、饮病、水气病既成之后，因痰、饮、水气侵凌不同的脏腑部位所产生的证候。治当祛痰、逐饮、行水为主，只根据发病部位不同选用不同的方药即可。瘀血诸证，由于瘀滞的部位和程度不同选用不同的方药即可。瘀血诸证，由于瘀滞的部位和程度不同，活血消瘀诸方，不但要注意药病相当，也要根据病位选方。食饮过度，停滞不化，无论在胃在肠、作胀作痛作泻，皆当消食导滞为主。虫积，亦属邪留发病。虫类寄生肠道，多兼有消化症状，积久妨害饮食运化，也可产生虚

证。治此，以驱虫、杀虫为主，适当调理肠胃。

血瘀、食滞、痰阻发热，病由整体营卫阴阳的正常运行受阻所致，与外感发热、阴虚发热均有不同，清除病理障碍，则寒热症状亦即自然消失。

上述各证，都是来自临床实践，并有成方成法可取，都不外三型所属各证相互交错所组成。令人有兴趣的是，临床上出现千差万别的证候，根据其不同的表现形式及其相互依存的关系来看，各种证候的组成，不是杂乱无章，而是有一定的结构和表现形式的。上述各证虽不能全面概括所有证候，但是根据证候的结构和组成的公式去应付错综复杂的证候，是可以触类旁通的。

各证所列举的症状，都是比较固定的症状。所谓固定的症状不是可有可无的，就是说没有这种症状就不能断定这个证候。日本汉方医学家大冢敬节认为伤寒辨证分主症、客症，主症"好比常在其家的主人"，是比较固定的，客症"譬如客人之来去不一定"，是可有可无的。这就生动地说明伤寒方证所列举的症状虽然简单，但都是能抓住反映疾病本质的主症，而不是主客并列。上述各证也只是列举一些固定的主症。临床上所见的各种证候，还有可能出现一些可有可无的客症。所以具体断定一个证候，在掌握主症，有了初步"印象"之后，还要看患者所有症状是否与主症对得上号，这叫作"丝丝入扣"，也叫作"内部联系"。如果发现有些症状与主症联系不上，不能丝丝入扣，就要过细审查是否属于兼夹症状，或者是判断上有错误，须重新考虑，这也就是中医辨证上的"辨"字功夫。对每个证候，都必须分析哪些症状是可以作为辨证依据的主症，哪些症状是伴随主症而来的客症。这样，才有可能抓住主症，而不致因有其他客症引起判断上的错误。因此，辨证必须经过细致的观察和分析，决不能草率行事。应特别注意的是，某些患者因疾病痛苦折磨，全身多感不适，主诉症状不能重点突出，甚至主要病情无法表达出来；也有的扩大病情，主诉症状不够真实。对待这样的情况，必须对患者所有的症状（包括体征）进行细致的观察和分析，取得真实的而不是虚假的症状，才能作为断定一个证候的可靠依据。如果只是按照患者的主诉对号入座，也就难免不发生错误。

《素问·阴阳应象大论》说："治病必求于本。"尽管历代医家从不同角度对病之本有阴阳、脾肾、脾胃、致病之因等不同理解和观点，但寻找并祛除疾病发病的根本原因，应当是中西医对于疾病预防、诊断和治疗的基本原则。欧阳锜老师在深入分析研究中医传统各种辨证纲领或方法基础上，构建的三型二十一证互为纲目诊疗纲要，其实质是从病因与发病学角度对中医临床诊疗方法即辨证论治的统一。辨证论治以中医整体观为立论依据，是立足于综合分析人体表里内外、脏腑经络、气血阴阳等，以及人

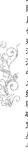

体与天地自然环境相互联系和相互作用反映出来的各种生理病理信息（症状和体征），对患者就诊时病症的病因、病机、病位及其发展趋势做出诊断，然后辨证求因、审因立法、依法择药组方的过程。五气为病、脏腑主病、邪留发病三型及其二十一证互为纲目，概括性地蕴含了病因（包括原发与继发病因）、病机（包括表里内外、脏腑经络、气血阴阳失调或虚损）、病位（包括表里上下、脏腑经络、气血阴阳）及其发展趋势（包括表里上下出入、脏腑经络传变、气血阴阳影响等）。若能深入学习理解此内涵，临床诊治时对于外感杂病均可执简驭繁，提高诊疗水平。

第四章

症证病三联诊疗体系

从症状入手，病证相互结合，用病证双重诊断以指导治疗，这就是"三联诊疗"。三联，指症、证、病三方面的联系而言。任何病都有它固定的临床症状，任何证也是由相关的症状所组成。所以，诊断疾病、辨明证候都是以症状的特点为线索，结合分析病与证所有症状的有规组合，从而作出判断的。根据症、证、病的相互关系，阐明病证纵横结合各个环节的内在联系，便于临床参考应用，这就是建立三联诊疗的目的和意义。

中医认识病证的过程

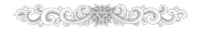

古代限于历史条件，只能通过视、听、嗅、切等直感所能觉察到的人体各种异常来认识疾病。认识有一个由简单到复杂，由低级到高级的过程，最初是从一个症一个症开始的。当一个突出的症状治疗后消失，如水肿、黄疸消退，咳嗽、呕吐停止，病就中断发展或痊愈。在这种治而有效的认识过程中，人们就将这些症状称为疾病。但在医疗实践中，又看到某些病不只是孤立的一个症状，而是由几个症状组成的，如恶寒发热、汗出，发作有时的疟疾；发作时僵仆抽搐，口中流涎，叫呼有声的癫痫病；具有多饮、多食、多尿三多特点的消渴病等。通过长期观察，逐渐又认识到一些独立的病。但无论是病还是症，同时出现的全身情况（包括兼见的症状、舌苔、脉象等）还可因人而异，这就要求注意到病和症中的差异，故将同病、同症中出现的差异在诊断、治疗上又当引以为据的，称为证候。至《黄帝内经》的成书年代，不但从人体各种异常认识疾病有大量记载，而且已认识到病、证、症3种不同的表现。据《内经》记载，疟病分寒疟、热疟、风疟、瘅疟等；咳病分肺咳、脾咳、肾咳、大肠咳等，已意识到病同证异、症同证异的问题。东汉张仲景著《伤寒杂病论》，后世分为《伤寒论》《金匮要略》两书，两书都是以"辨×××病脉证并治"名篇的。《伤寒论》所谓小柴胡证"但见一证便是，不必悉具"，就是指单个症状。所谓"观其脉证，知犯何逆，随证治之"，就是指一组相关脉证组成的证候（当时无症字，症状与证候通用证，故证字含义有二）。《伤寒论》六经辨证，《金匮要略》辨脏腑经络、血水痰食，并为后世病证结合树立楷模。《内经》《伤寒论》《金匮要略》确定观察和处理疾病，病和证必须结合的原则，对后世医学的发展产生了极大的影响，如治疗肾阳虚证的肾气丸，水肿、咳嗽、虚劳诸病在其所处一定阶段出现肾阳虚证，证同病异，可以同用一方，这就是以证为主结合病的一种形式；治疗腹泻、痢疾，兼有表热用葛根芩连汤，里热用白头翁汤，寒利用理中汤，虚利用赤石脂禹余粮丸，病同证异，则须随证施治，这是以病为主结合证的另一种形式。历代医家在长期医疗实践中，就是自发地根据病证结合两种形式，不断总结出适应各种病证证同病异、病同证异的方药。"同病异治""异病同治"的用药原则，就是在这种经验理论均已成熟的情况下产生的。由于证同病异或病同证异，证都是重要的中间环节，以后辨证论治，又成为中医治病必守的准则。长期以来，从症状着眼，辨证论治在中医学领域中占据重要位置。这样，不但自然形成以症状、证候作为病名的趋向，使病、证、症长期混淆不分，病证相互结合的思想方法也未能得到充分发挥。因此，阐明病、证、症三者的不同概念及病证结合的各个环节的内在联系，建立三联诊疗体系，是促进中医临床医学发展的需要。

中医病证名称的规范

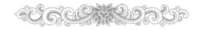

中医对病、证、症三者的相互关系及病证双重诊断对治疗的指导意义已有一定认识，并通过长期医疗实践不断取得进展。但由于在较长的历史时期，社会各行业处于个体分散状况，医药业没有也不可能进行学术交流与集中研讨，对病证的认识没有提高到思想方法的高度进行总结，没有确定病证的命名原则。历代医家都是从各自选定的角度进行命名的，因之病名证名不规范的混乱局面一直延续下来。病证名称不规范，在较大范围和一定程度上影响到中医诊断的准确性。所以，规范中医病名证名，是建立三联诊疗首先要考虑解决的关键问题。

要规范中医病名，必须首先明确病、证、症三者的概念，掌握病证名称不规范的表现及其由来。对具体的病名、证名，必须根据病证各自概念的实际内涵，以"名实相符"为原则进行规范。因"名以系实，实以核名"，名与实不相符，名就失去依据。因此，凡名实不符的病名证，都必须分别予以澄清。

1. 病名不规范的表现

一名多病：由于某些症状可见于多种疾病，以症状为病名，就是造成一名多病的主要原因。如肌肉关节痛，是痹病的主要症状，在风寒湿痹、历节风、鹤膝风、肩凝、偏痹、骨痹多种疾病中均可出现，不少著作对具有肌肉关节痛的病多称为痹病，因之痹病往往包括上述几种疾病，存在一名多病。

一病多名：多见于外科、眼科、耳科方面的疾病，实际上是根据疾病的特殊表现和病在各阶段的不同表现来命名的。如外科脑疽，又名脑后发、脑花、玉枕疽、脑烁、天柱疽、对口疽等，这些病名只是对病态的理解和描述有所不同而已。又如眼科蟹睛、旋螺突起、黑翳如珠、花翳白陷等，都是凝脂翳发展过程中的不同表现。耳部疾患耳根毒、脓耳、口眼㖞斜、黄耳伤寒、耳瘘，也是脓耳发展过程中的不同表现。由于各家对疾病的不同表现各执一端，这不但病名不能规范，也自然会出现一病多名。《诸病源候论》"中风候"，根据不同表现又分为口噤、舌强、失音不得语、口㖞、半身不遂等名称。《诸病源候论》《千金要方》《外台秘要》三部著作成书年代相去不远，所收载的病种，据不完全统计，《诸病源候论》1062个，《千金要方》381个，《外台秘要》714个，差距如此之大，一病多名就是其中的原因之一。

引用西医病名：通过中西医学交流，引进不少西医病名，又出现中西医病名混杂的局面。引用较多的是内科慢性病，有的病名已为中医所习用，这也是规范中医病名不可避免的现实问题。

2. 证名不规范， 也表现为一证多名与由推理而来的证名

一证多名：多由于证候命名用词不规范所致，历代医家都是根据各自用词的习惯对证候命名。如肝证既有肝气郁结、肝气郁滞，又有肝郁气结、肝郁气滞；脾证既有脾阳虚衰、脾虚失运，又有脾阳虚弱、脾运失健。如此一证重复多名，不胜枚举。一证多名的另一种原因，是同证异病造成的同证异名。

由推理而来的证名，多由类比推理，求全责备所致。实际上各脏见证，应根据各脏的体用、特性及临床实际而定不必求全，如肝为刚脏，提出肝阳虚证，是否与客观实际相符，尚有待临床验证。

3. 根据"名实相符" 的原则规范中医病证名称

一名多病：多由于以症命病。每一病证均应根据病证概念的实际内涵确定其名称，如肌肉关节痛均称为痹病，实际上痹病是指病类。风湿痹、历节风、鹤膝风、肩凝、偏痹、骨痹等，均应从痹病中分化出来，才能确定各自的内涵外延，达到名实相符的目的。以症命病的个病，与以症分类的病类，是两个不同概念，个病只有从病类中分化出来，才能名实相符。

一病多名：多是历代医家从各自的角度对疾病命名的结果，因此只要选择其中能反映出病的特殊本质变化，名实相符的名称即可。其他名称在一定程度上能反映出病的特点，也可作别名保留。

引用西医病名：也属于名实问题，中西医病名虽不同，但病是客观存在的，病的发展变化不会因名称不同而异。只是中西医学理论体系有不同

的认识和理解而已。但中医病名建立在中医理论基础上，中医对病因病机的认识及诊断、立法、选药、组方都必须遵循中医理论。没有理论指导的实践就易于陷入盲目性或造成中药西用。因此，引用西医病名，仍有必要中西病名对照。临床症状鉴别诊断，就是中西病名对照的基础，通过中西医病名对照，可以采取双重病名。

一证重复多名：反映不出明显界限与轻重程度不同，提不出辨证鉴别要点，只能选择其中之一作为正名，余作异名保留，因同证异病造成的同证异名，只需着重指出同病而异的辨证要点，也不必另立证名。

由推理而来的证，历代古籍中更为多见，如风寒按五脏六腑类推分出的二十一证，五脏移热于六腑之证的表里配合等，其中甚至有证无方，有证无症。科学的假设须经科学实验证明，才能确定是否有实用意义，由推理而来的证，只有通过以方验证，才能证实其名实是否相符。

历代医家对病证大都是从各自选定的角度命名的，不完全是沿用旧名。因此，不能采用史学的研究方法，从探讨病、证发展源流来进行规范。只有通过分析病证名称不规范的表现及其由来，根据病、证概念的实际内涵，确定名实相符的原则，澄清病证名实混乱的局面，才能使病证名称得到规范。

三联诊疗体系的建立

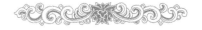

病证结合方法早见于仲景《伤寒杂病论》，历代医家自觉不自觉地运用这一思想方法，不断促进中医学术的发展。但由于症、证、病与病类长期混淆不分，又逐渐产生辨证忽略辨病，或执一方一药以治一病两种偏向。为了能正确掌握病证结合用药而不致出现上述两种偏向，有必要在分清症、证、病不同概念，从症入手、规范病证、统一名称的基础上，从"纵""横"两个方面研究症、证、病各个环节的相互联系，病证方药的对应关系，从而建立三联诊疗，使病证结合方法在原有基础上更加具体，便于在医疗实践中操作运用。

诊断疾病、辨明证候，首先都要从症入手。任何病都有固定的临床症状及症状特点，中医就是根据这些症状和特点，对各种病做出诊断和鉴别的。西医的诊断仪器虽日新月异，但综合判断还是要结合临床来参考症状。任何证也都有相关的临床症状及症状特点，包括因病而异的症状特点，中医也是根据各证的症状（舌苔、脉象）及症状特点，两证症状的交叉复合情况来辨别各种证候的。

由于病与证都有各自的临床症状和症状特点，所以病证结合，以证为主的横向结合，以证的症状特点为线索，结合其他症状及舌苔、脉象等。根据证的结构组成，交叉复合情况及纲目关系进行逐症分析、相互鉴别，即可较准确地作出辨证结论，并根据证方对应关系，采取有效的治疗措施。以病为主的纵向结合，以病的症状特点作为线索，结合全部临床症状及病在各期的症状与因病而异的辨证要点，根据病因、病位、病性、病势分析病的特殊本质变化，即可较准确地作出诊断与鉴别，从而为抉择治则方药提供依据。由此可以看到，从症入手、病证纵横结合，已体现三联诊疗三个环节之间的相互关系，从而也规定了各个环节的具体操作程序。

以症状类聚病证，分别以症聚病，以症聚证，突出病与证的"主症特点"与"相关兼证"为第一环；以证为主的证病横向结合，突出各"证的主症""因病而异的兼证"与"证病结合用药"为第二环；以病为主的病证纵向结合，突出各"病的主症""因证而异的兼证"与"病证结合用药"为第三环。症、证、病三个环节，纵横相连，环环相扣，不仅体现三联诊疗的框架结构，线条清晰，眉目井然；从症、证、病三方面的相互联系分析病与证的动态变化，也能若网在纲，有条不紊。抓住症、证、病三个环节，建立三联诊疗，使中医在诊病、辨证、立法、选药、组方等方面操作有序，这就是病证结合方法的发展。

三联诊疗的立论依据

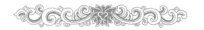

三联诊疗的理论方法，是建立在中医基本理论阴阳五行、脏腑经络、气血津液、病因病机、治法方药等基础之上的。三联诊疗病证的四个构成内容为病因、病位、病性和病势，病证的三个构成要素为五气为病、邪留发病和脏腑主病，都是以中医基本理论为指导的。由于症、证、病的三环相连，病与证的纵横结合，存在多方面、多层次彼此间的内在关系。因为三联诊疗的理论，就需要基于一定程序的相互联络而成为一种较完整的系统。

病证的构成四个内容："病因"，包括气候、地域、精神、体质、婚姻、遗传、居住地区、生活习惯等方面的发病原因；"病位"，指病因作用于人体脏腑，在脏腑及脏腑有关的十二经脉，五脏五位相合部分出现的症状，这些症状就是每个病的定位依据；"病性"，即病因作用于人体一定部位在人体内外因相结合之下，产生寒热虚实不同性质，作为疾病定性的症状，在病的进退逆顺方面起决定作用；"病势"，是病在发生发展过程中的趋势，掌握病势的发展规律，就能对病的演变及结局作出预见性判断。任何病在其发展过程中的各个阶段，病因、病位、病性和病势四个方面的内容，都会以不同形式的证候表现出来。因此，要全面了解一个病的构成，必须注意四个方面证候的组合。但病中之证，一是由病的特殊本质变化所决定，二是由其他因素所引起，前者是必然的，后者是或然的，所以还需要区分病中之证的来路，分析判断病的特殊本质变化，才能使病证的立方选药有所凭依。这就是病证纵向结合的理论方法。

证不能脱离病的存在，证是病在所处一定阶段的主要本质反映，证既与病有联系，在表现形式与组成结构方面又有自身的特点。证的构成三个要素：一是"五气（含六淫）为病"，均为外感证候，属"原发病因"，有起病急，发展快，病程短，有寒热症状等特点，这类证候虽可兼见脏腑及痰饮、瘀血等症，寒热外症未罢，治疗均当以疏散清解为主。二是"邪留（含血、水、痰、食、虫）发病"，多继发于其他疾病之后，属"继发病因"，起病有缓有急，这类证候虽可兼见寒热及脏腑等症，邪不去则正不安，治疗均当以攻逐祛邪为主。三是"脏腑主病"，多属慢性疾患，也可见于新感病后，病程长，发展慢，虽可兼见寒热燥湿及血水痰食等症，不可任意发散攻逐，治疗当以协调脏腑功能，调补阴阳气血为主。证的三个构成要素，实际上是辨证三纲，而且是可以互为纲目的。各种证候的表现形式，也就是三个构成要素互为纲目的有规组合，所以任何证都存在纲目关系，尤其是交叉复合证候，更应根据纲目关系分清主次。某些证候较集中出现于某些病或专科病之中，因此辨证也要注意因病而异的辨证、用药要点。这就是证病横向结合的理论方法。

病证纵横结合的理论方法，具体运用于某种病的某个阶段，还需要注意的是：①继发病因：邪留发病——痰饮，在病，多为病理产物留滞不去，属病的发展结果，前人的结论是"百病皆可生痰"；在证，有的可视为病在所处一定阶段的主要病因，前人的又一结论是"痰可以致百病"。这就需要掌握病证的因果关系及反果为因的理论原则。②病位：是病的特殊本质反映之一，疾病定位是从提高立方选药的针对性出发的，从药物的性味、功能、归经选择作用于某些脏腑的药物，就是提高疗效的措施。所以定位后用药不能游移不定。但患者因合并其他疾病，在其所处一定阶段反映在病位方面的症状就不固定，这说明在此阶段由其他因素引起的病变已上升到主要地位，治疗当随之转移。不过暂时的主要病变不贯穿在病的全过程，治疗的转移也只是一种从权措施。③病性：也是病的特殊本质之一，疾病定性是从改变病的特殊本质变化出发的，所以定性后，用药就当坚持守方，只有积累到一定的用药量，才能由量变到质变，达到彻底改变病的特殊本质变化的目的。但患者的素质有阴阳偏虚不同，或误用、过用寒凉克伐、温补燥热之剂，在同一病期内，不同患者可出现与病的本质属性完全无关的症状，这也需要采取从权措施以纠正体质偏虚与用药造成的弊病。④病势：病在某一阶段由其他因素引起的病变上升到主要地位，也可造成一种暂时的发展趋势，但这种趋势不是必然的，阻断这种趋势的发展只能是证候疗效。只有对病因、病位、病性等方面症状的改善或消失进行综合分析，判断是否阻断病的发展必然趋势，才能为发现改变病的特殊本质变化有效方药提供依据。病和证在发展过程中，由于多种因素的影响，其演变与所见症往往因人而异，所以具体对待某些病和证，在病因、病位、病性、病势的理解和处理方面，还须参照以上几点作出全面、深入的分析。

三联诊疗方法的临床思维

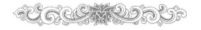

从气温的冷热体验气候，从万物的生长验证物候，从临床的表现辨析病候、证候，都着眼于外候，这是东方哲学认识客观事物的方法。东方哲学的逻辑思维，既运用形式逻辑所提供的分析、综合、类比等方法，又渗透着由此及彼、去伪存真等辨证逻辑。其思维特点，不是把本来联系在一起的各个环节隔离开来考察，而是从不同的广度和深度揭示客观形式彼此间的内在关系。正由于东方哲学对客观事物的观察和思维具有以上特点，古人认识疾病，不仅注意人体内在环境，并注意到人体内外环境各方面的平衡协调。《内经》以阴阳五行学说为基础的整体平衡理论就贯穿在中医基本理论与诊疗技术的各个方面。《内经》以后自东汉以迄明清，仲景三阴三阳的"六经"辨证法，金元四家的"火与气""邪与正"的相关理论，肾命学派的"水火升降"学说，温病学家"寒温分流"对温（瘟）病防治的贡献等，无一不是整体平衡理论的延续。三联诊疗理论是建立在中医基本理论之上，三联诊疗的逻辑推理方法也是着眼于整体平衡。三联把症、证、病三个环节联系起来，对各种病证特别是疑难、错综复杂的病证，从其彼此间的相互关系，分析研究其内在联系及动态变化，从而采取相应的有效措施，都是从恢复整体平衡出发的。

在病证结合、纵横交错的变化过程中，往往还会出现一些不典型证候，对这些不典型证候还需要从病证双方抓住能反映病和证本质变化的主要方面，在治疗上避免主次不分，才能保持整体平衡。病证分主次，总的原则是："主要一方可以决定次要一方的存在和发展"，要根据这一总则具体从轻重缓急、前因后果、真假同异三个方面进行分析，一是要分析病证双方表里、寒热，虚实的轻重缓急，以急重为主方；二是要分析病证双方的前因后果，以因为主方；三是要分析病证双方的真假同异，以真为主方。寒热、虚实双方如存在夹杂与真假问题，究竟是寒热夹杂还是假寒假热，是虚实夹杂还是假虚假实，也要根据决定主次的总则进行推理。不典型病证，具体又为疑难、错综复杂病证，疑难复杂侧重在病，由于病在发展过程中，病中之证，究由病的特殊本质变化所决定，还是其他因素所引起尚待确定。现在所谓疑难病，即医学上目前认为难治或不治之症，尚需从病的特殊本质变化及演变规律深入探索。错综复杂侧重在证，由于证候处于病情复杂、不稳定的动态变化之中，多出现两证的症状交叉、复合，需要根据证的组成结构及其纲目主次关系进行辨析。因此在复杂病证中提出"疑难""错综"两个不同含义，其目的前者是要通过分清主次以探索疑难病的有效方药，后者只是着重在分清主次双方用药的主次轻重而已。从主次双方的均势以求得平衡，就是处理疑难、错综复杂病证一种执简驭繁的方法，也是三联诊疗逻辑推理方法的组成部分。

中医学的形成与发展，是先临床后理论的。从临床到理论，须经过病证结合的反复实践过程。历代医家就是自发地运用病证结合的方法，总结出丰富的防治疾病的经验和理论。为了使这一方法能更好的自觉运用，在病证结合的基础上建立了三联诊疗体系。三联诊疗，在澄清中医病证名实混乱的基础上，阐明病证纵横结合各个环节及其相互关系并确定其具体操作程序，使在医疗实践中有规可循，便于参考应用。建立起来的新体系，通过医疗实践不断补充完善，有可能对中医临床医学未来的发展产生积极影响。

第五章

求衡与常变观

求衡论

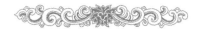

1. 求衡理论的形成

中医学基本理论源于《黄帝内经》。该书成书于春秋战国时期，当时诸子百家竞相著书立说，古代哲学已处于发展阶段。哲学中的阴阳学说、五行学说，具有朴素的唯物主义和自发的辩证法思想。自然科学如天文学、气象学、历学、数学等也有相当的发展，思维方法中的基本方法如分析、综合、演绎、类比推理等已为各门科学所运用。正因为具备这些条件，医学才有可能产生正确的思维方法，才有可能概括当时已经积累起来的丰富经验，奠定其理论基础。医学的发展当然要受哲学的支配和制约，但哲学思想渗透到医学中来，必须通过医学方法本身包括经验总结、理论概括等具体方法才能实现，哲学不能代替自然科学本身。医学的发展过程虽然都贯穿着哲学思想，但在具体做法上仍然要吸取和利用自然科学的知识与方法。要在医疗实践中不断运用哲学思想和科学方法，结合医学问题进行反复实践推理，只有形成具有医学特点的理论思维方法，才有可能实现从经验到理论的过渡。

从气温的冷热体验气候，从万物的生长验证物候，从临床表现辨析证候，都着眼于外候，这是东方哲学认识客观事物的一种方法，也是东方文化所具有的特点。《黄帝内经》所谓"远取诸物，近取诸身"，就是这一方法在医学中的具体运用。正由于东方文化对客观事物的观察和思考具有以上特点，所以认识疾病，不仅注意人体的内在环境，并注意到人体内外环境（包括人与自然、社会等各个方面）。思考问题，既运用了形式逻辑所提供的已经形成的分析、综合、归纳、演绎、类比等方法，在上升到理性认识的过程中，还经过严密的由此及彼、去伪存真的逻辑推理，将辩证逻辑渗透于其中。前人把形式逻辑与辩证逻辑结合起来运用，形成了具有自身特点的思维方法，这在逻辑上是相当成功的。辩证逻辑的思维方法，不是把本来联系在一起的各个环节隔离开来考察，而是在客观运动各层次上，从不同广度和深度上揭示客观形式彼此间的辩证关系。中医临床对待各种错综复杂的病证，也是从彼此间的相互联系研究其内在关系及动态变化，故能把认识不断引向深入，从而揭示各种疾病的特殊本质及其演变规律。

中医观察患者都是从整体出发，对人体内在环境和内外环境的相互关系极为重视。人体能否适应环境各方面的变化，关键就在于能否保持动态平衡。在致病因素的作用下，人体内在环境和内外环境正常的相互关系遭到破坏，可以从多方面、多层次反映出种种平衡失调的现象，因此恢复人体的平衡是临床的出发点和最终归宿。《内经》所谓"阴平阳秘，精神乃治""亢则害，承乃制，制则生化"，就是说明保持人体动态平衡的重要性。所谓"谨察阴阳所在而调之，以平为期"，说明诊断和治疗都应从保持人体的动态平衡出发。阴阳学说阐述人体对立面的相互依存及保持平衡的关系；五行学说说明人体内在环境（人体各脏腑组织之间）、内外环境（人与自然）的复杂变化关系，揭示人体多方面、多层次的不平衡现象。可见前人从认识疾病到产生理论，不但运用了思维科学中的逻辑方法，也接受阴阳五行学说的哲学指导。阴阳、五行学说在中医学形成的过程中，不仅指导它的理论概括，而且两种哲学思想先后渗透到医学中来，就结合在一起，成为具有医学特点的理论方法，本身就是中医学的重要组成部分。

要保持人体的相对平衡，就必须明确人体相互对立的两方面。相互对立的两方面要保持平衡，必然存在着相互依存关系。由于动态平衡，静是相对的，动是绝对的，在运动过程中会引起变化，而这种变化是包括从量变到质变的。这些理论，《内经》均有所论述。如"外为阳，内为阴""背为阳，腹为阴""脏者为阴，腑者为阳"等，都是指人体相互对立的两个方面。"阴在内，阳之守也；阳在外，阴之使也""阴者，藏精而起亟也；阳者，卫外而为固也"，就是指相互对立的相互依存关系。"夫物之生从乎化，物之极由乎变，变化之相薄，成败之所由也""阴阳者，变化之父母，生杀之本始""阴生阳长，阳杀阴藏""重阳必阴，重阴必阳"，就是说明事物运动变化是永恒的，人也就是在永恒运动的情况下保持平衡的。

为了阐明人体内在环境及内外环境之间的复杂变化关系，《内经》运用五行"五位相合"的类比方法，把"在天、在地、在人"的纷纭万象联系起来，并根据五行的"生克制化""乘侮胜复"的理论，推论其间的平衡协调关系。如"东方生风，风生木，木生酸，酸生肝，肝生筋……在色为苍，在音为角。在声为呼，在变动为握……在志为怒"，就是指人与自然及人体脏腑组织之间的五位相合。五位相合的大体内容如表5-1所示。

表 5-1 　　　　　　　　　　　五位相合

五方	东	南	中央	西	北
五气	风	热	湿	燥	寒
五行	木	火	土	金	水
五脏	肝	心	脾	肺	肾
五体	筋	脉	肉	皮毛	骨

续表

五方	东	南	中央	西	北
五味	酸	苦	甘	辛	咸
五色	苍（青）	赤	黄	白	黑
五音	角	徵	宫	商	羽
五声	呼	笑	歌	哭	呻
五变	握	忧	哕	咳	栗
五志	怒	喜	思	忧	恐
应四时	春	夏	长夏	秋	冬
全六腑	胆	小肠	胃	大肠	膀胱

"五行之治，各有太过不及也，有余而往，不足随之；不足而往，有余随之。"就是说在正常情况下，人体有一种自我调节的本能。某一方面有所偏胜，通过这种自身调节相互抵消，就可以恢复平衡。如果这种平衡关系遭到破坏，"气有余，则制其所胜而侮其所不胜；其不足，则己所不胜侮而乘之，己所胜轻而侮之"。所以，临床上出现各种相克、反侮的病变现象，均可以根据五行克、侮理论分析五脏阴阳的盈虚情况，从而采取有效的平衡协调。其原则是："相火之下，水气乘之；水位之下，土气乘之；土位之下，风气乘之；风位之下，金气乘之；金位之下，火气乘之；君火之下，阴精乘之。"承，即制约的意思，也就是平衡协调的手段。五行虽分为五位，但五行之间出现克侮现象，仍然是两个对立面的偏盛偏衰。平衡协调，也是着眼于两个对立面的补偏救弊，这就是医学上阴阳五行学说的特点。以阴阳五行学说为基础的平衡理论，一直贯穿在中医基础理论和医疗技术的各个方面。

人体各脏腑组织之间是分工合作的，各方面必须保持正常的相互关系，才能维持生理上的正常合作。如脾主运化，包括胃肠的消化排泄功能，一般是胃满则肠虚，肠满则胃虚，肠胃必须保持其更虚的平衡状态，才能维持脏腑"藏精气""传化物"的正常关系。

人体阴阳的正常关系遭到破坏，就会反映出种种阴阳平衡失调的病变状态。这些状态包括发病部位、病变性质及脏腑、经络、气血等方面，这些方面彼此之间都存在着密切的关系。所以临床上观察分析各种发病机制，就必须从这些方面及其相互关系着眼，才能准确地找到不平衡之所在。

中医的诊法也着眼在两种对立的体征上，目的也是从客观上分析阴阳平衡失调的情况。如"青如草兹者死""青如翠羽者生"，就是从色泽的明润、暗晦来判断逆顺的。故任何病，"色泽以浮，谓之易已""色夭不泽，谓之难已"。切诊中的脉诊，实则"搏坚而长"，虚则"其软而散"。切诊中的按诊，"尺肤热盛，脉盛躁者，病温也……尺肤寒，其脉小者，泄，少气"。都是从两个对立面分析阴阳失调究竟是偏于哪一面，哪一面不平衡，从而断定其寒、热、虚、实及其预后。

治疗在"以平为期"的思想指导下，一切措施如"寒者热之，热者寒之""高者抑之，下者举之，有余折之，不足补之"，都是从调节阴阳平衡出发的，"辛甘发散为阳，酸苦涌泄为阴"，也就是利用药物的偏性来补偏救弊，调节阴阳平衡。所以制方用药，不论或收或散，或缓或急，或燥或润，或软或坚，都是"以所利而行之，调其气，使其平也"。

通过诊察，掌握了患者的病情资料，从病的性质、部位等方面研究分析不平衡的所在，从而采用寒、热、抑、举、折、补等治则，根据药物的气味选用适合病情的药物组合成方，这就是以阴阳五行学说为基础的平衡理论指导临床实践的具体过程，也就是中医治病时理法方药的运用过程。

以阴阳五行学说为基础的平衡理论，在逻辑推理方面多采取演绎、推理方法。《内经》所谓"阴阳者，数之可十，推之可百……"就是一种演绎推理方法。要分析阴阳两个方面的对立依存及其动态，根据阴阳理论进行演绎推理，可以得出结论。类比方法，可以帮助人们启发思想、触类旁通。要分析人体错综复杂的生理及病理变化，根据五行的五位相合、生克乘侮等理论进行类比推理，也可得出结论。但要明确的是：演绎、类比得出的结论都是或然的，不是必然的。借助于演绎、类比得出的结论是否正确，必须通过实践检验，以客观实际效应为准。如《内经》提出"肺移热于大肠"，其证即从推理而来。经喻嘉言用泻白散去粳米加黄芩、阿胶、苦杏仁的医疗实践，获得预期效应。陈修园治此证，因其腹泻而洒淅恶风，误以参术补之，结果"奔迫无度"，改用喻氏之法而愈。这就是通过反复实践，检验"肺移热于大肠"的推理是否正确的实例。理论思维只是实践中的推理方法，而不能代替具体实践。所以，历代医家总结出治疗各种病证的方药，虽经过"证方对应"的实践检验，具体运用于不同疾病的不同阶段，仍然要以客观效应来判断其推理是否正确。只有掌握正确的理论思维，才能保证提高中医医疗质量，并促进中医理论的发展。

2. 求衡理论方法的临床运用

疾病既然是人体平衡失调的结果，因此在治疗上要恢复人体相对平衡的状态，关键就在于能否准确地找到其不平衡之所在。阴阳五行学说用于分析病机，泛指病变的两个对立面及其彼此间存在的相互关系。所以人体发生病变，而且病情单纯，出现的证候比较典型，两个对立面平衡失调的状态比较明显，现象与本质一致，治疗上可以采取正面的、直接的平衡协调方法。若病情复杂，出现的证型不典型，两个对立面平衡失调的状态不明显，现象与本质也不一致，就要考虑采取反面的、间接的平衡协调方法。所以，求衡方法概括起来可分为正面求衡、直接求衡、反面求衡和间接求衡4种。其具体运用从6个方面举例如下（表5-2、表5-3、表5-4、表5-5、表5-6、表5-7）。

表5-2　　　　　　　　　　　　　正面求衡法

	由外邪性质、邪正盛衰不同产生的证候		从正面采取的平衡方法	常用方药
寒证	外寒：恶寒、发热无汗，头身痛	以热治寒	辛温发散	荆防败毒散
	内寒：恶寒倦卧，四肢厥冷，二便清利		温补回阳	四逆汤
热证	表热：头痛发热，汗出，口渴	以寒治热	辛凉解表	银翘散
	里热：身热汗多，口渴引饮，尿黄便结		苦寒清热	凉膈散
虚证	脉细，皮肤冷，短气不足以息，大小便失禁	虚者补之	温补脾肾	理中汤、四逆汤
实证	脉大，皮肤发热，腹胀满，大小便不利，心烦目不瞑	实者泻之	通利肠胃	承气汤

正面求衡法，适用于平衡失调反映出寒热、虚实症状比较单纯的证候。寒证有内寒、外寒两证之分，外寒宜用辛温发散，内寒宜用温补回阳，原则不外是以热治寒。热证也有里热、表热两证不同，虽表热宜辛凉解表，里热宜苦寒清热，原则也不外以寒治热。两者都属于正面求衡的方法。虚实两证五种脉症，不一定同时皆具，只出现二三症或三四症，都显示邪正双方不平衡状态，都应及时采取补虚、泻实的正面求衡方法。如虚实两证五种脉症同时并见，则为正不胜邪、邪无出路的死证，故《内经》谓"五虚死""五实死"。

表5-3　　　　　　　　　　　　　直接求衡法

	因发病部位不同产生的证候		直接采取的求衡方法	常用方药
上虚证	耳鸣，头晕，眼花	虚者补之	上虚补上，填精补脑	延寿片
下虚证	下肢痿弱、厥冷		下虚补下，温养肝肾	右归丸

续表

	因发病部位不同产生的证候		直接采取的求衡方法	常用方药
表证	头痛项强，恶寒身痛，发热无汗	外者越之	发汗解表	荆防败毒散
里证	咳嗽胸满，呕吐，胃脘痛	内者调之	调和肺胃	小陷胸汤

　　直接求衡法，适用于平衡失调反映在上下、表里病位比较明确的证候。上虚、下虚两证，从发病部位看，上下都比较明显，故宜采取上虚补上、下虚补下的直接求衡之法。表里两证，表证病在体表，用发汗解表；里证病在脏腑，用调和肺（脏）胃（腑），也都是直接求衡的方法。

表 5－4 　　　　　　　　　　　　　**反面求衡法**

	由内外格拒、虚实相荥反映出的外表假象	内在本质的反应	从反面采取的平衡方法	常用方药
假寒证	恶寒肢冷	真热心烦口渴，尿黄便结	宣疏通利	四逆散、调胃承气汤
假热证	面赤，身觉冷	真寒恶寒肢冷，下利清谷	温补回阳	四逆汤
假虚证	面黄目暗，消瘦乏力	真实血劳、血臌，内有瘀血成块	祛邪安正	大黄䗪虫丸、鳖甲煎丸
假实证	胸腹胀满，咳喘，脉数	真虚久泻、久咳，食少倦怠，腰膝酸软	扶正祛邪	六君子汤、八味肾气丸

　　反面求衡法，适用于平衡失调反映出的假寒、假热、假虚、假实等证。假寒、假热两证，其现象与本质恰恰相反，如果只看到表面的"热"证、"寒"证，正面采取以寒治热、以热治寒的求衡方法，其效果只能适得其反。因此对待这类证候，必须撇开表面现象，才能揭示其本质。假寒证的本质是阳热内盛，用宣疏通利则假寒证自去；假热证的本质是阴寒内盛，用温补回阳则热象亦即自行消散。两证里热里寒是真，表寒表热是假，所以治疗必须从反面着眼，才能求得平衡。虚实两证亦有假象，假虚证即所谓"大实有羸状"，只宜祛邪以安正，不能妄用补益；假实证即所谓"至虚有盛候"，只宜扶正以祛邪，不可乱施攻下，两证治疗如不从反面着眼，就易造成虚虚、实实之失。

表 5-5　　　　　　　　　　间接求衡法

被影响一方出现 的症状	起因和影响一方表现 的症状	间接采取的求衡方法	常用方药
溲便为之变（尿闭、 尿频、便秘、便泻）	中气不足（腹胀便溏、 四肢倦怠）	下病治中，调和中气	补中益气汤
咳嗽气喘	肾气上逆（腰膝酸软）	上病治下，补肾纳气	都气丸
小便不利	肺失通调（咳喘气逆）	下病治上，宣降肺气	紫菀散

　　间接求衡法，适用于平衡失调彼此双方主次难分的证候。临床上有症见于此而病实发于彼的证候，如《内经》所谓"中气不足，溲便为之变"，其证即症见于下焦而病实发自中焦。对这类证候，如果按照上下定位对号入座，既不能准确地找到阴阳不平衡的所在，在治疗上也会无的放矢。因此，症见于此而病发于彼，不是直接求衡的方法所能解决，而要采取间接求衡的方法。中气不足而二便异常，用下病治中，调补中气；肾气上逆而咳嗽气喘，用上病治下，补肾纳气；肺失通调而小便不利，用下病治上，宣降肺气，都不是直接的见病治病，而是运用脏腑相关理论，由此及彼进行推理，从而采取有效的间接求衡的方法。

表 5-6　　　　　　根据不平衡双方的失调比例进行平衡

证名	按双方见症多少估计失调的比例	按双方失调的比例决定用药的主次
寒热夹杂	寒多热少	辛散为主，清热次之
	热多寒少	清热为主，辛散次之
虚实夹杂	因正虚而致邪实	扶正为主，祛邪为辅
	因邪实而致正虚	祛邪为主，扶正为辅
表里夹杂	七分在表，三分在里	解表为主，佐以通腑
	三分在表，七分在里	通腑为主，佐以解表

　　根据以上 4 种求衡方法，不仅可以较准确地找到其不平衡的所在，进行各方面的协调，而且还可以根据不平衡的比例进行有效的平衡。寒热、虚实、表里夹杂诸证，寒热夹杂应分寒多热少、热多寒少；虚实夹杂应区别究竟是因邪实而致正虚，还是因虚而致邪实；表面夹杂应分清几分在表，几分在里。治疗均应当按双方不平衡的比例，决定用药的主次及药味的多少。如果不按不平衡双方的比例进行协调，用药的主次、多少倒置了，仍然不能达到恢复平衡的目的。

表 5-7   不平衡双方或单方两证并见的区别和相应的求衡方法

证名	症状特点	区别	相应的求衡方法
寒热夹杂	寒、热症状同时存在	双方	辛苦并用
假寒	热证决定寒证的存在	单方	宣疏通利
假热	寒证决定热证的存在	单方	温补回阳
虚实夹杂	虚实症状同时存在	双方	攻补兼施
假虚	实证决定虚证的存在	单方	祛邪以安正
假实	虚证决定实证的存在	单方	扶正以祛邪
外寒所扰	表证决定里证的存在	单方	发汗解表
外寒内饮	外寒、内饮症状同时存在	双方	散寒温肺并用
肝火犯胃	肝症决定胃症的存在	单方	泻肝降火
肝脾同病	肝、脾两脏症状同时存在	双方	疏肝补脾

　　求衡还必须注意到的是假热、假寒、假虚、假实等证。撇开外表假象，只存在单方面的寒、热、虚、实，治疗只能采取单一的温、凉、补、泻之法，与寒热夹杂、寒热同时存在；虚实夹杂，虚与实同时存在是有区别的。因此，治疗不能采取辛苦并用、攻补兼施的方法。表里夹杂，应区别外（寒）邪所扰与外内合邪（如外寒内饮等）。外邪所扰偶然出现一两个里证，而病未入里，表解则里证自去，原则上只需发汗解表；外寒内饮，表里证同时存在，则当表里双解，散寒温肺并用。脏腑相关，症见于此而病发自彼，并非发病一方不暴露痕迹，彼此双方都可出现症状，这与脏腑同病、两脏同病的证候相似而实有不同。前者一方出现症状是由另一方决定的，如肝火犯胃，肝症可以决定胃症的存在，治疗上泻肝降火则胃纳自复；后者是双方症状同时出现，彼此不能决定对方的存在，如肝郁脾虚，既要疏肝又要补脾，总之，两证并见，病发于单方的，一方可以决定另一方的存在，治疗上不必兼顾；病在双方，双方虽然可以相互影响，但不能决定对方的存在，治疗上必须兼顾。

常变论

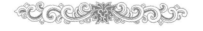

　　人体发生病变，在邪正斗争、阴阳消长的过程中，从多方面、多层次

反映出种种平衡失调现象，表现为寒热虚实表里、脏腑气血等错综复杂的证候。当病变处于静止阶段，证候也可以相对稳定；当病变处于发展变化的情况下，证候也随之变幻不定。每个证候的建立和证与证的界限，都是在疾病处于相对静止阶段，经过反复观察和方证对应才能确定。只有方证确定之后，辨证论治才能作为常规运用。实际上临床所出现的证候，非典型证候多于典型证型。所以，辨证既要掌握常规，又要知道变通，不墨守常规，否则也无法应付临床复杂多变的情况。因此，对待各种不平衡现象需要求得平衡，既要掌握固定的辨证形式，又要进行动态观察，才能处理好一些复杂问题，也才有可能达到求衡的目的。

变，包括质变与量变。证候既是处于一定阶段的本质反映，证候的变化，当然存在量变与质变问题，所以求衡不仅要准确地找到其不平衡所在，而且要衡量不平衡双方各个层次的失调程度和比例，才能恰如其分地进行有效的平衡协调。变，既然存在着量变与质变，辨证要知常达变，就必须探讨辨证定量及质量变换关系。众所周知，客观事物变化都存在量变与质变，没有脱离量的质，也没有脱离质的量，质反映量，量的关系也反映质的关系。《伤寒论》为方书之祖，辨证之经典，论中所述各证的某些症状，不但具有量的概念和意义，并显示出证与证的质量变换关系。因此，要探讨辨证如何定量和质量变换关系，从而知常达变，从伤寒的辨证方法中是可以得到启发的。

1. 主症在证候中的地位和分量

《伤寒论》把大量的个别经验，包括教训进行分析和归纳，使之条理化和系统化，由经验上升到理论，并吸取《素问·热论》有关热病的理论，对条理化、系统化的经验进行综合和演绎推理，成为六经辨证方法。用于指导治疗，使对症下药过渡到辨证论治。对症下药的个别经验，只是认识事物的个性，个性必须通过分析、比较、分类和归纳从中找出共性，才能认识到疾病中具有共性的证候。以热病常见的发热为例：伤寒表证发热，"头痛……身痛腰痛，骨节疼痛，恶风（应作恶寒）无汗而喘"；阳明里热证发热，"大汗出……大烦渴不解，脉洪大"；阳明湿热证发热，"头汗出，身无汗，齐颈而还，小便不利，渴引水浆"；阳明里实证发热，"潮热""汗出不恶寒""短气腹满而喘""手足濈然汗出，大便已硬"等，都不是只看到个别症状，而是已从一些症状中找到了它的共性。故治疗就不仅仅是针对个别症状，而是要"观其脉症""随证治之"。伤寒表证发热，用麻黄汤发汗退热；阳明里热证发热，用白虎汤甘寒清热；阳明湿热证发热，用茵陈蒿汤清利湿热；阳明里实证发热，用承气汤苦寒泄热，都突破了见热治热的对症下药。辨证既要凭依症状，每一证都是由几个能反映疾病本质的症状所组成，但具体到某些证候中的所有见症，则是有的反映本质，有的不反映本质，尤其是假寒、假热、假虚、假实一类证候，现象与本质恰恰相反。所以，只有通过个别症状的比较和归纳，找到某些症状的共同本质，才能确定一个证候，也才能采取相应的有效措施。

由于证候中的所有见症，有的反映本质，有的不反映本质，故单凭个别症状用药，不但不能普遍适应，并有较大的盲目性；如果只看到一些非本质反映的症状，用药只能适得其反。《伤寒论》中各证所列举的症状，都是能反映疾病本质变化的症状，一些非本质反映的症状一概予不罗列，这样就避免在辨证上主次不分。日本汉方医学大冢大冢敬节认为，《伤寒论》中各证所列举的症状都是主症，"主症比如常在其家的主人"，其他可有可无的症状则为客症，"客症比如客人之来走无定"。这也说明主症是由疾病本质所决定的，客症不是疾病本质的反映，因而是可有可无的。主症既由疾病的本质所决定，多一症少一症，不仅是数量上的变化，实质上就包括质变。例如：呕吐一症，伤寒表证"或已发热，或未发热，必恶寒体痛呕逆，脉阴阳俱紧"，此证之呕吐因外邪所扰而致，呕吐不是主症，故只用麻黄汤发汗解表，其呕自止。表邪传里，"六七日，发热微恶寒，肢节烦疼，微呕，心下支结"，此证寒热身痛未罢，并见心下支结而呕，虽为微呕，也为表里俱病，呕吐、心下支结均应视为主症，治此用柴胡桂枝汤表里双解，着重配合黄芩、半夏清热和胃、降逆止呕。前人认识疾病只能凭依症状，而相同的症常可出现在不同证候中，从辨证必须分清主次来看，每一症状出现在不同证候就有着不同的地位和分量。由此可以看出，辨证分主次与辨证定量具有一定的关系，一个证候的定量，就是要抓住证候中起决定和影响作用的主症，只有与疾病有本质联系的主症才有量的意义。

2. 主症的变化揭示证与证的质量变换关系

《伤寒论》，一是抓住了热病各证能够反映疾病本质的主症；二是掌握了热病过程中的质量变换关系。因而把热病所见各证按三阳（太阳、阳明、少阳）、三阴（太阴、少阴、厥阴）六经分为六大类。这样不但便于分析各种证候的发病部位和性质，而且便于掌握六经合病、并病及传经、直中等传变规律。如病在三阳经，太阳为表、阳明为里、少阳为半表半里，三阳经所见各证，都有固定的主症可辨。正由于抓住了主症作为辨证依据，故具体对待某一个证候究竟在表在里、属寒属热或表里寒热夹杂，都可以比较准确地推断出来。如"太阳病，得之八九日如疟状，发热恶寒，寒多热少（原文误作热多寒少），其人不呕，圊便欲自可"，此证发热恶寒如疟状，从其人不呕，排除病在少阳；圊便欲自可，排除病在阳明。这就说明病邪仍然留滞在太阳阶段，仍属寒邪在表，并未化热传里。如果抓不住各证与疾病本质有关的主症，弄不清证与证的质量变换关系，是无法作出寒多热少的结论的。伤寒病传三阴经，由于阳虚寒胜，多见恶寒厥逆。如阴证转阳，则可出现发热，如"伤寒厥四日，热反三日，复厥五日，其病为进。寒多热少，阳气退，故为进也"。伤寒病入三阴，其预后要看正气能否来复，阴证能否转阳而定。转阳的标志是发热，这种发热是一种"矫正"现象，如果厥逆日数多于发热，则为正不胜邪，疾病仍有发展趋势。由于厥与热都是疾病的本质反映，厥热胜复可以显示质量变换关系，故伤寒病后期，也就是以发热、厥逆两个主症来观察分析人体的阴阳消长变化的。

临床上所见证候，静止的、孤立的一个证候不与他证相涉是很少见的。故辨证既要对当前的证候作出正确的判断，又要掌握当前证候的来龙去脉。《伤寒论》通过证与证之间的质量变换关系，摸清了各证的传变规律。所以，运用伤寒六经辨证方法，不但可辨明当前证候，而且随着证候的转变，并可预见疾病发展变化的趋势。如"伤寒三日，三阳为尽，三阴当受邪，其人反能食而不呕，此为三阴不受邪也"。伤寒传经，一日一传，不过是举例而已，究竟传与不传，还是要从各证的质量变换关系来看，所以没有出现"腹满而吐，食不下"等太阴证，"其人反能食而不呕"则为三阴不受邪，病邪仍然留滞在太阳阶段。

临证如果抓不住主症，不明确各证的质量变换关系，如遇到错综复杂的证候，则将技穷束手。如"得病六七日，脉迟浮弱，恶风寒、手足温，医二三下之；不能食而胁下满痛，面目及身黄，颈项强，小便难，与柴胡汤，后必下重。本渴而饮水呕者，柴胡汤不中与也。食谷者哕"。此证前误在用下法，下后仍有颈项强、胁下满痛，没有从小便难、身黄、饮水则呕等脾虚停饮之证看出病已转属太阴，故一误再误。证之未下前就脉迟浮弱，虚象已露；下后再予小柴胡汤，则虚象毕现，故产生气虚下坠及进食则引起呃逆等后果。仲景此条虽然是从总结经验教训出发，也充分说明在病情转变过程中，遇到错综复杂的证候，就必须注意抓住那些能反映疾病本质的主症，撇开那些非本质反映的次症，根据质量变换关系，随时改变辨证结论。

如上所述，主症在证候中占有一定的分量和地位，主症是对一切症状起决定和影响作用的症状。从主症与主症的相互变化中就可掌握质量变换关系。辨证能抓住这两点，既有常规可循，又不墨守成规。对待复杂多变的证候，就能卓有余裕。由于一个具体证候的出现，往往同时具有几个或十几个症状，其中有的是主症，有的是可有可无的客症，如前所举麻黄、白虎、茵陈、承气四证见于临床，决不只是《伤寒论》所述的那些症状而不再出现其他客症。辨证如果分不清主客，机械地对号入座，那只能是症状的相加和拼凑，不可能知常达变、求得平衡。一般都认为中医辨证，既有原则性又有灵活性，没有原则的灵活就会灵活无边，无常规可循；没有灵活的原则就无法应付复杂多变，只会墨守常规。所以，要处理好原则性与灵活性的关系，就必须知常达变。《伤寒论》辨证用药的常规，如六经所属各证的证治不过二十多条，大部分条文是讲变通的方法，包括误治后救逆的方法。如何知常达变，《伤寒论》已为我们作了很好的示范。由此可见，知常达变就是平衡理论具体运用的必要措施，平衡和知常达变虽不代表中医的理论思维，确实也是中医临床逻辑推理极其重要的组成部分。

第六章

疑似复杂证候辨析

中医临床强调理、法、方、药丝丝入扣，而方从法立，法由证定。证候辨析的正确与否，决定了论治的有效性和安全性。所谓疑似复杂证候，是指临床表现疑似隐晦不典型，和（或）病情错综复杂，涉及两个或两个以上单纯证，难以辨析的证候。探索疑似复杂证候的发生机制、表现特点和辨析方法，对于提高辨证论治的疗效，具有十分重要的临床意义。

疑似复杂证候的发生机制

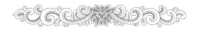

证，既是疾病发展一定阶段的表现形式，又是病因与发病条件综合作用的结果。因此，任何证都是纵横联系的统一体。证纵横联系的复杂多变，决定了疑似复杂证候发作的必然性。

1. 证的纵向联系及其与疑似复杂证候发生的关系

证的纵向发展，是指证与决定其表现特点的疾病发展某阶段运动状态的关系。疾病处于不同的运动变化之中，疾病的运动阶段性与连续性的统一，量变与质变的统一，并处于一定的空间之中，使得不同时期的疾病具有不同的运动状态，表现形式也由此复杂多变，从而产生多种类型的疑似复杂证候。

疾病发展的阶段性，是证存在的客观基础。但是阶段只是疾病运动过程中的相对静止状态。只要疾病不被阻断，就会连续由此阶段向彼阶段或多阶段转化。证的转化过程反映于临床，是两证或多证并见，即所谓"过渡证"。如肺结核初起仅见干咳、盗汗，续见倦怠乏力、纳少便溏、呛咳咯血、腰酸耳鸣等，是由肺阴虚向脾气虚、肾阴虚等证转化的过渡证。若病势急骤，转化过程也可不明显而不出现过渡证。

证的形成与转化必须经历一个由量变到质变的过程。这样，同一证候可以出现轻、中、重3种类型，过渡证中各证也有轻重不同。轻证多产生于初期，反映于临床，是症少而轻，如风寒感冒，初起可仅见头痛、鼻塞；重证多产生于极期，症繁而重，如感冒重证可见发热恶寒、头身痛甚、食欲不振、呕吐腹泻、喘咳胸满、脉浮紧等。过渡证，初期可以原发证为主，而继发证仅有一两个先兆脉症；及至后期，则以继发证为主，原证仅遗一两个症状。如太阳向阳明过渡之证，初起多以恶寒、头项强痛、脉浮为主，仅有烦躁或口渴为阳明先兆症；若继续发展，则可以壮热、烦渴、大汗为主，而仅以身痛或恶寒为太阳之症。

人体是疾病运动的空间。在疾病发展的不同阶段，病因作用的部位不同，证候则异。故《内经》说："气有定舍，因处为名。"然而，人体是一个以五脏为中心的有机整体。人体脏器组织不仅各自具有多种功能，而生理上息息相关，病理上相互影响，任何脏器组织的病变都不是孤立的，而会直接或间接影响到一定系统乃至全身。证的病位也就有主次之分，一般不会局限于一脏一腑。病因作用于主要病位所致的功能失调或实质损害的机制为证的主要病机，是证存在的基础；因病因及其作用的主要病位通过人体联系干扰和影响其他脏器，可以导致其他脏器暂时性的功能失调，此为证的次要病机。次要病机随主要病机的存在而存在。由于次要病机的存在及人体脏器组织功能上的多样性，即使一个单纯证候，症状表现也复杂而繁多。如肾阳虚证，可以表现为肾脏功能失调及全身虚寒性的症状，也可以表现在膀胱、经脉、窍道等方面，甚至其他系统。如作者曾统计《中医症状鉴别诊断学》中肾阳虚证的症状就有 80 多种。

证的各种表现，有主有次，有常见有不常见，一般不会同时出现。不同的患者及其处于不同的病程阶段，症可多可少，有时出现这些症状，有时出现别的症状，这就导致临床上所谓"内同外异"。

次要病机一般表现为一两个症，但是在疾病发展的一定时期和某些条件下，也可以表现为一组症状。如脾胃气虚证，若失治误治，迁延日久，土虚木贼，可出现胁痛攻窜、腹胀嗳气、关脉微弦等一组肝气横逆之症。此时貌似两证并存，而实起因于一端，脾旺则肝气自平。在疾病发展的特殊阶段，有时也可以产生与主要病机性质相反的次要病机，从而出现"假症"。如大实内结，壅遏过甚，气血不能外达，可见神疲倦怠、微言少动等假虚症。这是临床上真假症产生的主要原因，也是脉症不符的重要原因之一。总之，证的主次病机及其相应见症，尽管在逻辑上有决定与被决定的关系，但在临床上常常混淆不清，使证候内同外异、内异外同，出现种种疑似、隐晦、复杂之象。

2. 证的横向联系及其与疑似复杂证候发生的关系

证的横向联系，是指证与病因及其他发病条件的关系。中医历来不仅重视外来病因，而且也注重患者素质、既往病史、治疗经过及其所处自然、社会环境对证候单纯复杂以及症状明显隐晦的影响。

（1）病因：病因及其作用的病位是证的基本结构要素。同一病因作用于不同部位或不同病因侵及同一部位，虽然所致证候不同，但可出现部分症状的相似，如《内经》论五脏之风证，皆因风而致病，故均有"多汗、恶风"；又如六淫侵袭肺卫，尽管病因不同，但皆病在肺卫，可见恶寒、发热、脉浮、咳嗽等肺卫表症。另外，病因种类的单纯复杂、量的多少也直接决定和影响证的单纯复杂及症状表现的特点。数邪合病，证多复杂，其中感邪重者，其证多重，轻者其证亦轻，相应见症即有多少轻重之分。

（2）素质：素质差异是产生疑似复杂证候的重要原因。不同患者具有不同的体质特点，并通过神、色、形、态、舌脉等体征及性格、饮食等情况反映出来。如阴虚体质多为瘦长体型、面色偏红，常鼻燥咽干、舌偏红、脉多弦细、性格急躁、喜冷饮等，这些体质形候临床上与证候的症状混淆在一起，可使脉症不符、苔症不符，如不加区别，最易误诊。患者脏腑组织坚脆刚柔不同，使其对病邪的反应强度有所差别。同一证候，反应较轻者，其证也轻，症状少而不典型；反应较重者，其证也重，症状多而复杂。说明体质反应性是产生疑似复杂证的原因之一。

体质与证的单纯复杂也有很大关系。感受温邪，一般表现为温证，而素体阴阳偏盛衰者，却易从阴从阳而化，形成湿热或寒湿兼夹之证。又如体质素虚者，复感外邪，常发两感之证。

（3）既往病史：既往有宿疾，复加新病，多种病症证候叠加或相互影响，且可能有主次、轻重、缓急不同，证候复杂致使临床症状混淆和不典型。如素有虚劳血虚，外感风寒，临床多辨证为血虚感冒；若内有伏饮，则既可见外寒之恶寒、项强、体痛，又内饮之咳吐痰涎、胸闷等症。

（4）治疗经过：不适当或者错误的治疗也是产生疑似复杂证候的重要原因。治法虽准，用药轻重失度，也可使病邪欲去未去形成不典型证候。如太阳表寒证，发汗不彻，可出现"其人躁烦，不知痛处，乍在腹中，乍在四会，按之不可得，其人短气，但坐，脉涩"等原证一般没有的表现。不适当的对症处理，常使某些反映证候本质的症状暂时消失，影响以后的辨证。误治，更可直接导致多种多样的变证。

（5）地理环境：徐洄溪曾说："人禀天地之气以生，故其气体，随地不同。西北之人，气深而厚……东南之人，气浮而薄。"指出了地理环境对人体体质的影响。不同地理环境中生活的人，由于受不同水土性质、物产种类、生活条件与习惯影响，形成了不同的体质，患病后的反应类型就有所区别。其次，某些地域的发病有一定特殊性，如高寒山区感寒多重，卑湿之地病多夹湿。

（6）季节气候因素：同一证候，可由于季节昼夜阴阳消长而轻重不同。如《金匮要略》说："劳之为病，其脉浮大，手足烦，春夏剧，秋冬瘥。"《内经》说："夫百病者，多以旦慧昼安，夕加夜甚。"

（7）社会因素：一个社会的社会制度，决定人们的医疗保健水平、政治经济地位、工作生活条件、家庭人际关系、心理精神状态，与患者的体质、病史、治疗经过等关系密切，也可间接地影响到证。

综上所述，疾病自身矛盾的运动及作用、影响疾病矛盾运动的病因与发病条件的差异，是临床产生疑似复杂证候的根本原因。尽管不同形式的疑似复杂证候的发生机制不同，但只要从证的纵横联系角度去认识，就可以条分缕析，了若指掌。

疑似复杂证候的表现特点

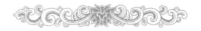

疑似复杂证候的临床表现千差万别、变化多端，难以具体描述。但是结合其发生机制，大致可归纳为以下 4 个特点。

1. 症状不全

轻证以及数证兼夹时各证症状间相互影响，均可使证候的本质不能充分暴露，临床上仅出现少数，甚至一两个症状，相对典型证候出现一个症候群而言，称为症状不全。例如，风温卫分初起可仅见咽红肿痛；阳虚与风寒表证并存时前者可仅见一脉沉迟，后者发热也可不明显或不出现。症状不全，使辨证缺乏足够的依据，若只知按图索骥，难免束手无策。

2. 多相疑似

不同证候病因或病位等部分本质的相似，以及一证的主要病机与他证的次要病机相似，可使症状似是而非、似非而是、多相疑似。例如，痰阻胞宫与瘀阻胞宫，病位相同，病性属实，均有经络壅滞，故临床上均有小腹胀大、经闭。若痰阻使血不循经而出现下血紫黑或瘀阻致湿浊内停而见带下白浊，则二证临床更为相似。症状多相疑似，辨析难明。临证审查不细、鉴别不精，就可能指鹿为马，误诊误治。

3. 繁杂不纯

证候出现多个次要病机，或在过渡阶段，或素有宿疾、误治生变，都可使疾病处于复杂的运动变化状态，表现于外就是症状繁杂不纯，先后或同时出现多病因、多病位、多病性的症状。例如，身热、恶风、汗出、肢体重痛、渴不喜饮、胸闷脘痞、喘咳多痰、苔黄厚腻，为湿、热、痰三因之症并见；胸膈灼热、口舌糜烂、倦怠少气、食少便溏、舌淡脉弱，为上热、中寒之症并见。症状繁杂不纯，如果缺乏多方面、多层次、多关系分析的辩证思维能力，不是广络原野，主次不分，就会偏执一端，不及其余，或是望洋兴叹，无所适从。

4. 症间关系错综复杂

一个典型而单纯的证，症状间关系趋向一致。疑似复杂证候则不然，因其临床常涉及两个或多个单纯证，病机错综复杂，症间关系也由此而复杂。根据各证病机间关系的性质分类，主要有以下 3 个症间关系。

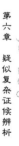

（1）因果关系：先后或同时出现两证或多证，实起因于一证。如吴鞠通治一厥证患者，先后出现肝郁、血瘀、脾胃虚弱、痰饮犯肺等数证，吴氏认为此案皆起因于肝郁，从肝郁论治而愈。上述肝郁与他证症状间的关系即为因果关系。

（2）真伪关系：临床上出现两组性质截然相反的症状或脉（舌）症不符，其实一真一假，只存在单方面的寒或热、虚或实。如阳盛格阴，阴寒为假，阳热为真，证属实热内结。上述阴寒与阳热两组症状间的关系即为真伪关系。

（3）兼并关系：无上述因果、真伪关系的两证或数证同时存在，其中各证病情病势有明显轻重缓急之分者为相兼关系，无明显轻重缓急之分者为并列关系，症状亦然。如湿证与热证同见，有偏于热或偏于湿者，两证症状间关系即为相兼关系，热兼湿或湿兼热；若湿热平等，则相应的症间关系为并列关系。

以上各个特点，是从不同角度进行归纳的，既有区别又有联系。如症状不全，如果是有重要鉴别意义的症状缺乏，常是产生多相疑似证的重要原因，若只是一般症状缺如而鉴别症存在，则不会导致疑似难辨。多相疑似与症状繁杂及症间关系错综复杂也有一定联系。临床上同一患者会诊，医师提出不同的辨证，有时就是因为症状繁杂及症间关系复杂，各人所持辨证依据不同造成的。因此，4个特点临证难以截然区别，结合发生机制从不同角度进行分析归纳，有利于更深刻地认识疑似复杂证候，为此打下良好的基础。

疑似复杂证候的临床辨析

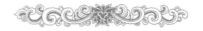

由疑似复杂证候的症状认识其病机，必须经过中间环节——辨析。辨析是一个能动的思维过程，应当遵循一定的思维原则和运用具体的思维方法。

疑似复杂证的临床特点，取决于其内部联系的复杂性。不同形式的疑似复杂证，其发生机制有一定特殊性；同一形式的疑似复杂证，发生在不同患者身上，又有其内在纵横联系的种种差异。唯有运用中医基本理论和辨证原则，按照辨证思维逻辑，对具体证候的发展状况，病因与发病条件的差异进行具体分析，才能透过隐晦的现象抓住本质；理清错综复杂的症间关系，辨别主次。

"诊于外者，斯以知其内"。症状是辨证的桥梁、纽带和依据。疑似复杂证的临床表现尽管不典型和复杂，但毕竟或多或少，或直接或间接，或正面或反面反映疾病的本质。所以，疑似复杂证的具体辨析，首先应该从患者的症状入手。由于疑似复杂证发生机制和临床表现的特殊性，症状分析必须严格掌握主症的辨析标准，着眼于识别和抓住鉴别症状，深入细致地诊察分析症状本身的特点。

如前所述，每个证候的病机都有主次之分。所谓主症，就是主要病机即证的主要本质的反映，是辨证的主要依据；所谓次症，是次要病机即证的次要本质的反映，只能作为辨证的参考。由于疑似复杂证内在联系的特殊性，其主症的表现形式也有一定的特殊性，即某些特殊条件所引起的主要病机暴露不充分和主次病机的反映同时并见，也即主症隐晦不全和混淆不清。因此，在辨析过程中必须严格掌握主症的标准：主要症状是对其他一切症状起决定和影响作用的症状，凡是随着主症的产生而产生，随着主症的转变而转变的，都属次要症状。临床上尽管症状不全或不突出，但结合条件具体分析，只要是主要病机的反映，符合以上主症标准即可作为主症；而症状繁杂时，只有那些符合主症标准的症状才能作为主症。相反，尽管某些症状表现突出，甚至也能组合成一个有内在联系的证候群。但只要不能反映主要病机，不能决定其他症状的存在，就不能作为主症。如此严格按照主症标准结合具体条件具体分析主症，是疑似复杂证辨析的关键。

所谓鉴别症，是一证区别于他证的特殊症状。不同证候，可以因其病机的某些方面如病因或病位或病性等的相似，而出现部分相似症状。如邪热壅肺与肺阴虚损，二证病位在肺，均可见咳喘咽痛等症；又如湿蒙上焦、湿困中焦、湿阻下焦三证，病因均为湿故均可有痞满、苔腻、脉濡等症。证候间病机相似程度越大，相似症状就越多。类似证候鉴别的要点，不在于那些相似的、共同具有的症状，而是那些由本质差异所反映的特殊症状。同理，类似证候主症鉴别的要点，也在于那些主要病机差异所反映的特殊主症。就前两例来说，前者区别在于热邪与阴虚病因表现的不同；后例则在于上中下三焦功能失调所反映的病位症状的差异。疑似复杂证候临床表现不全、疑似或繁杂尤其是主症隐晦和混淆，常需进行鉴别辨证，鉴别症的临床意义也非常重要。在结合具体情况分析症状、鉴别证候时，应着眼于识别类似证候的鉴别症，抓住了鉴别症，就抓住了一证区别他证的特殊本质，抓住了鉴别要点。

证候的表现是该证病机各结构要素即病因病位病性等的综合反映。证的病因病位病性等，可以通过同一症状的不同方面如症状出现的缓急、持续时间长短或（及）呈阵发性、症状的性质和发作及程度轻重影响因素、伴随症状等特点表现出来。因此，当证候内同而外异时，相同的本质可以赋予不同症状某些方面的相同；而当证候内异外同时，本质差异也可以赋予表面相同症状某些不同的特点。如脾胃气虚，一般表现为倦怠少气、食少便溏、脉微弱；有时也可以出现寒热、头身痛、脉浮。二组症状虽然不同，但由于本质无异，故均可具有饮食内伤或久病迁延所致，发病缓，病程长，劳则加重，休息可缓解等特点；后一组症状虽与外感风寒类似，但由于本质不同，相同症状的某些特点迥然有别。脾胃气虚所致者，除常兼其一般症状和具有上述一般特点外，其发热点为身燥热，面如火燎；恶寒得温则减；恶寒与发热多不同时出现；疼痛绵绵，时发时止；脉浮按之无力。而外感风寒所致者，一般有感受风寒史，发病急，病程短，其发热为肌表之热；恶寒得温不减；寒热并作；疼痛较剧；脉浮按之稍减不空；不发汗解表则诸症不止。由此可知，如果临床上有一定针对性地对某些重要症状各方面的特点进行具体的、详细的诊察和分析，就可能从表现相似的症状本身发现其某些方面的差异，从表面不同的症状发现其某些特点的相同，从而做出正确的诊断。

辨析过程中需要处理好的
几种关系

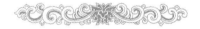

疑似复杂证的辨析，应当遵循辨证的一般原则，但由于其临床及发生机制的特殊性，辨析过程中必须妥善处理好以下 3 种关系。

1. 症状的特异性与非特异性的关系

症状的特异性与非特异性，取决于认识的深度、角度和比较对象，因此是相对的。一个抽象的症状，总是非特异性的，而它出现在具体患者身上，成为带有病机特点的具体症状，就有一定的特异性。如一个抽象的腹痛，无论寒、热、虚、实证候均可出现，并无特异性。但若出现在一个患者身上，带有发病缓、病程长、痛势延绵、喜温喜按等病机特点，就成了一个虚寒证的特异性症状。孤立地看待一个症状，可能是非特异的，但若与其他有内在联系的症状组合成一个特异性症状群，则该症状群中每一个症状都具有一定的特异性。如咳嗽、鼻塞、发热、恶寒、脉浮等症，孤立地看各症皆可出现于多个证候，而从联系的角度去看，就组成了一个风寒犯肺的症状群，上述各症状均可视作风寒犯肺证的表现；一个症状在此证与其他证的比较中可能无鉴别意义，但在此证与彼证的比较中，则成为重要的鉴别症。如伤寒患者汗出一症，在太阳中风证与少阳证、阳明证、少阴证、厥阴证的比较中并无重要的鉴别意义，而在太阳中风证与太阳伤寒证的比较中，却成了关键性的鉴别症。

症状的特异性能深刻反映证的特殊本质，因而是主症中最重要的部分，也同样是辨证和证候鉴别的重要依据。疑似复杂证候症状不全、多相疑似，反复索求鉴别症和症状本身的特异性，并利用这些特异性症状进行辨证和证候鉴别，以及追踪观察病情变化，及时收集特异性症状群中应具有的症状，是辨析的常用方法。但是，由于其症间关系错综复杂，特异性的症状有时只是次要病机的反映，而不是主症。如欧阳锜老师治疗一患者，畏寒15年不愈，时轻时重，得温则减，具有阳虚畏寒的特点，伴胀痛，前医皆作阳虚论治。然而，此阳虚并非里阳不足，而是气郁络阻，阳气不能外达所致，是气郁证的次要病机。气郁所致的痛才是真正的主症，畏寒不过是随胀痛的存在而存在的次症，不能作辨证的主要依据，故温补反甚。所以，辨析疑似复杂证候，既要重视和利用症状的特异性，又必须避免将相对的东西绝对化，不论条件过分强调症状的特异性。

2. 证候的典型表现与非典型表现的关系

证候的典型表现，一般由该证一些常见的、突出的、有内在联系即从不同侧面反映证的本质的症状组合而成。各种辨证医籍中的辨证依据，主要是以证的典型表现为基础制定的。然而，辨证是一个由一般到特殊的过程。由于证候内部纵横联系的复杂性，每一个具体病例的表现，尤其是主症的表现形式，总是存在着或多或少，或这样或那样的差异。其中与辨证依据差异程度小的为典型证，差异程度大的为非典型证，后者属于疑似复杂证的范畴。临床中，我们不仅要善于对表现典型的患者进行直接的对比辨证，而且又决不能将书本奉为不可移易的金科玉律，要结合证候的发展状况及患者病因与发病条件差异对疾病运动的影响，分析主症在不同运动状态下的特殊表现形式。只有这样，才能在辨析疑似复杂证时得心应手，左右逢源。

3. 一元辨证与多元辨证的关系

前面已经述及，疑似复杂证候病情错综复杂。一个单纯证在其发展过程中，可以出现多个次要病机，有时次要病机还可以表现为一组症状，形成具有因果、真伪关系的复杂证候，尽管临床表现纷繁，主要病机只有一个。因此，辨析疑似复杂证候，必须坚持一元辨证的原则，尽可能用一种可能性大的病机概括所有症状，以便抓住证候中起决定作用的主要病机。如吴鞠通所治案例，就是从各症出现的先后及其逻辑联系认识到胁痛为主症，由胁痛的病机肝郁为起点，概括饮食不振、抽搐痉厥、经闭、身痛、痰饮咳嗽等症，由博返约，从而抓住了证的主要本质——肝郁。这是一个一元辨证的典型病例。但是，多证并见，除了具有因果、真伪关系外，兼并关系也是客观存在的，且证间因果关系在一定条件下可以转化为兼并关系。如果拘泥于一元辨证，势必牵强附会，导致漏诊。因此，辨析疑似复杂证候，必须妥善处理一元辨证与多元辨证的关系，通过具体分析，理清错综复杂的症（证）的关系，作出符合客观实际的结论。

由于疑似复杂证候内部纵横联系和临床表现上的特殊性，辨析必须遵循具体病情具体分析的基本思维原则，运用辨证思维原理和方法，从多方面、多层次、多关系分析不同类型的疑似复杂证候，由表及里、由此及彼、去粗取精、去伪存真、明辨主症。其次，要辨证地处理好症状的特异性与非特异性、证候的典型表现与非典型表现、一元辨证与多元辨证的关系。总而言之，只要将辩证思维原则与方法同中医基本理论、临床经验有机地结合在一起，综合运用，就能"别阴阳于疑似之间，辨标本于隐微之际"（元代朱丹溪《丹溪心法》），最大限度地以免误诊、漏诊。

临症心法

　　整体观和辨证论治是中医区别于其他医学的主要特色。整体观是中医哲学和基础理论的核心观点之一，而辨证论治则是整体观从空间和时间不同角度在临床实践中必须遵循的基本原则、诊疗思路和具体方法。换句话说，中医临床之所以强调因人、因时、因地制宜以及"同病异治，异病同治"，是基于整体观念。通过对病、证、症概念及其相互关系和中医诊疗体系的长期理论探索，湖湘欧阳氏杂病流派主要传承人认为，病、证、症虽然统一于患者体内，但不同患者及其所患疾病处于发生、发展、转化不同阶段和受诸如体质、地域、气候、诊疗过程等因素影响。病、证、症三者的病因、病机主次地位有所区别，按照中医"急者治标，缓则治本""间者并行，甚者独行"的标本治疗原则，临床病证结合相应有"以病为主，病证结合""以证为主，证病结合""以症为主，症证或症病结合"3种模式，这也是临床科研尤其是疾病常见证候及其实质研究和临床有效性、安全性评价应当遵循和注重的基本模式。由于主症是病证主要本质的反映和诊断用药的主要依据，当主症隐晦、疑似时，明辨主症则成为病证诊断的关键环节。

第七章

病证结合的临床模式及其实践

从病、证、症三者的关系中，不难看出，任何疾病欲求治愈或提高疗效，一是要掌握疾病的特殊本质及对其具有针对性的治疗手段；二是要摸清疾病发生发展阶段及其主要证候和有对应的确能缓解病情、控制或中断病势发展的有效方药，尤其是疾病进入危重阶段，有急救方药能使患者迅速转危为安；三是对于疾病发展一定阶段可能具有的给患者带来较大痛苦，甚至可危及患者生命的突出症状，有比较成熟的对症处理方法；四是对于疾病发展阶段常见的合并病症及误诊误治所致坏病，要有一定的治疗经验。欧阳锜老师数十年来，坚持自觉运用病证结合的研究思路与方法，紧密结合临床实践，经过多次探索、总结、提高的循环往复，在许多传统或现代难治疾病病证结合辨治方面形成了自己独特的见解，并积累了丰富的经验，以致在临床上能根据实际情况，得心应手地处理好病、证、症三者的关系。朱克俭先生作为欧阳锜老师学术经验继承之一，对老师病证结合学术经验进行了系统传承和研究，将病证结合临症模式概括为以病为纲的病证结合、以证为纲的证病结合、对症为主的症证或症病结合 3 种基本方式。

以病为纲，病证结合

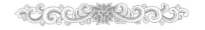

以病为纲，病证结合即以专病专方辨证加减，是依据医者对疾病（包括中医或西医疾病，下同）基本或特殊病因病机及其发生、发展、转归的认识立法、择药，组成专病专方，临床应用时针对具体病情径直用原方，或酌情辨病、辨证、随症加减的一种病证结合模式。该模式一般适应于临床上疾病的早期症状或证候不典型，或恢复期主要症状或证候基本缓解，或其他原因所致的疾病基本症状及相关检测指标典型，但发展阶段证候相对不突出，即所谓有病而无证；或者对于贯穿疾病全过程的特殊病因病机和核心证候认识明确，能够用所总结并经过长期临床科研实践验证的一方通治之时，以辨病专方为主，适当结合疾病分期、分型或一些证候趋势进行加减治疗。

1. 高血压病病证结合辨治经验

【独特见解】

高血压病是一种发病原因尚不明确，以动脉血压增高为主要特征的慢性难治性疾病。现代中医常将其归于"眩晕""头痛"的范畴。至于病因病机，有七情、劳倦、饮食不节及肝阳化风、肾精亏虚、脾虚痰阻、瘀血阻滞等多种认识。欧阳锜老师结合自己多年体会，以及指导研究生对56例Ⅱ、Ⅲ期高血压病患者采用病证结合，一病一结的临床研究方法系统观察总结，认为本病的原发病因为情志抑郁、恼怒或过度紧张；病位主要在肝，日久累及心肾；其发生发展的基本过程为肝气郁结、郁火伤阴、阳亢化风、肝肾阴虚等。故其主要证候为肝气郁结、肝火上炎、肝阳上亢、肝风上扰、肝肾阴虚，其中后三证比例占就诊患者的70％以上。临床上出现夹痰、夹湿、夹瘀，或肺脾气虚、心肾阳虚、阴阳两虚，多因患者合并高脂血症、脑动脉硬化、慢性支气管疾患、高血压病、冠心病，以及因患者年老体虚、禀赋不足或疾病后期，阴损及阳所致。

【临床经验】

基于上述认识，欧阳锜老师治疗高血压病，以平肝熄风、养阴柔肝为法组成基本方，根据病情或径直用辨病专方，或酌情辨证加减及对症处理。

［常用方药］煅石决明 15g，刺蒺藜 12g，苦丁茶 15g，钩藤 15g，白芍 15g，桑椹 15g，郁金 12g，葛根 12g，甘草 1.5g。

［临床运用］患者症见血压偏高，伴轻度头晕、颈项不适，一般直接用上方；早期高血压病，血压多随情志变化而波动，证候偏于肝郁气逆，合入四逆散；症见目胀烘热、烦躁易怒、脉弦有力，证属偏肝阳上亢，加珍珠母、夏枯草、茺蔚子等；症见肢麻体颤、眩晕耳鸣，证属偏肝风上扰，加僵蚕、蝉蜕、地龙等；症见手足心热、腰酸目涩、舌红少苔，证属偏肝肾阴虚，加制何首乌、墨旱莲、干地黄等；症见口苦口干、尿黄便结、舌红苔黄、脉弦数，证属偏肝火上炎，加龙胆草、黄芩、栀子等。患者症见失眠，加酸枣仁；视物模糊，加蒙花、菊花；肢体麻木，加豨莶草；头痛，加地龙、蔓荆子；便结，加草决明；目胀痛，加茺蔚子、谷精草。

Ⅱ期、Ⅲ期高血压病患者，临床常有一定的合并病症。如素嗜肥甘，常合并高脂血症，症见体胖、苔腻，为夹痰，可加橘红、竹茹、山楂等；合并高冠心病，症见胸闷胸痛、心悸，常加丹参、远志、蒲黄；兼有慢性支气管疾患，症见咳嗽、气促，加紫菀、百合、远志。

验案举例：冯某某，男，53岁。患高血压病 10 余年，血压持续在 21.3/13.3～16.0kPa，间断用复方降压胶囊、硝苯地平、尼群地平治疗，服药时血压稍降，但停药即上升。就诊时症见头胀面红、烦躁易怒、项强耳鸣、口苦失眠、舌质绛红、脉弦。血压 22.0/14.7kPa。辨证为肝阳上亢，药用煅石决明 15g（先煎），苦丁茶 15g，钩藤 12g，葛根 12g，郁金 12g，炒酸枣仁 12g，白芍 12g，刺蒺藜 12g，墨旱莲 12g，甘草 1.5g，共 14 剂。药后复诊，诉服药期间已停服西药，血压上午正常，午后偏高。

头胀项强减轻，耳鸣消失，余症同前，舌苔滑。原方去墨旱莲，加橘红3g，竹茹12g，共14剂。三诊症状基本消失，血压18.0/12.5kPa。二诊方去竹茹，连进30余剂，诸症皆失，血压恢复正常。

2. 肺癌病证结合辨治经验

【独特见解】

欧阳锜老师认为，恶性肿瘤以"癌毒"为病因之本，"毒热伤阴"为基本病机和中心证候，而其发展过程中一定阶段出现的其他病因病机及相应证候，或因治疗不当、体质差异、合并其他疾病所致证候，皆属病之标。癌毒为患，常与六淫、留邪相合形成瘀毒、痰毒、热毒、火毒、湿毒等。不同部位的恶性肿瘤，病因同中有异，治之当有所区别。毒邪侵犯不同脏腑，所致的功能失调和实质损害及其主要症状不同，立法亦应兼顾。具体到肺癌，其主要病因病机为癌毒与痰热互结，积久伤阴，肺失宣降。

【临床经验】

欧阳锜老师治疗肺癌，以解毒抗癌，养阴润肺，兼以清热除痰，宣降肺气为法，选择屡用有效之药组成专方。临床酌情辨证或对症加减。若癌症转移，也应当加以兼顾；若出现某些急重之症如咯血、剧烈胸痛、胸腔积液等，则着重于对症处理，以迅速缓解症状为急务。

[常用方药]百合15g，沙参15g，臭牡丹15g，鱼腥草15g，葶苈子10g，瓜蒌壳10g，紫菀12g，薏苡仁15g，甘草1.5g。

[临床运用]肺癌患者或术后无明显不适，常径直用上方；若症状明显，则应详细辨析，随证（症）加减。如症见发热，苔黄，加黄芩、金银花、苦参、石韦；口干咽燥、舌红少苔，重用沙参，加生地黄、牡丹皮；潮热盗汗，加煅牡蛎、白薇、地骨皮；胸腔积液，加茯苓、车前子；咳嗽较重，加枇杷叶（蜜炙）、川贝母；咯吐黄痰，加浙贝母、天竺黄；咯吐泡沫痰，加前胡、苦杏仁；痰中带血，加仙鹤草、侧柏叶；胸痛，加丝瓜络、王不留行，甚者加八棱麻；胸背闷胀，加枳壳、葛根；大便干结，加瓜蒌子。

肺癌并淋巴结转移，上方加天葵子、天花粉、王不留行；结块大及坚硬，加礞石；并骨转移，加骨碎补、全蝎、蝉蜕；肺癌术后伤口痛，加丝瓜络、丹参；术后周围神经损伤，症见患侧上肢麻木，加桑枝、秦艽、络石藤；术后放射治疗，并发放射性肺炎，加蒲公英、白花蛇舌草。

验案举例：周某某，男，57岁。咳嗽气促，痰中带血，胸痛半年。曾在某省级医院检查确诊为"右肺周围型肺鳞癌"。因肿块较大，不能手术。某医以其伴见消瘦食少，倦怠乏力，动则喘甚而辨为"肾不纳气"，予服都气丸方，药后胸闷胸痛加重，痰稠不易咯出，咳甚则痰中带血。欧阳锜老师接诊后认为，临床根据症状的特点辨证，应因病而异，此例患者动则喘甚，不能从一般咳病肾不纳气理解，而是癌毒积块，压迫气道所致；消瘦食少，倦怠乏力，乃因实致虚，当从癌毒痰热，瘀结于肺论治，故方用桑白皮、地骨皮、葶苈子、臭牡丹、黄芩、蒲公英、瓜蒌壳、橘络等。5剂后，胸痛大减，咳喘渐平，精神食欲转佳。改用大半夏汤调理，病情稳定。以后每两个月左右症状复发一次，反复时仍用原方可使其缓解。如此两年后，出现舌苔光剥，阴液消耗殆尽，终至不救。

3. 慢性风湿痹病病证结合辨治经验

【独特见解】

慢性风湿痹病临床最常见的有慢性风湿关节炎和类风湿关节炎。发病之因多由风寒湿热杂至所致，急性期以祛风、散寒、利湿、清热，随证综合运用为主。若痹久不愈，关节疼痛日增，屈伸不利，而外无风寒湿滞之象，内有郁热瘀阻之证，前人称为"久痛入络"。其证已非风寒湿热痹阻肌肉关节可比，故当活络祛湿、熄风缓痛，辛燥温散之剂皆当禁忌。临症诸多医者不识此证，动辄羌活、独活、乌药、附子之类，或谓久病多虚、多瘀，大剂温补、攻破，劫伤阴血。有鉴于此，欧阳锜老师自创治疗慢性风湿痹病的通络熄风汤。该方由陈修园《时方妙用》"熄风缓痉汤"化裁，方中用忍冬藤、薏苡仁清热祛湿，辅以归尾活血行滞，白芍柔肝和营敛阴，能清理络中郁热瘀阻；防己祛湿消肿，通行十二经；萆薢行血通痹，逐经遂之湿；蚕砂导浊清络，疏导诸经之凝滞，为痹病偏于瘀热者必用；桑枝、豨莶草通经活络，秦艽舒筋缓痉，配合甘草协调诸药。所选之药，多属柔润之品，且多肝经之要药，故能很好地发挥柔肝熄风、通络缓痉之效。

【临床经验】

一般以通络熄风汤为主，随证（症）加减。

[常用方药] 桑枝12g，忍冬藤12g，白芍12g，萆薢12g，秦艽10g，当归尾12g，蚕砂10g，豨莶草15g，薏苡仁15g，甘草1.5g。

[临床运用] 痛在上肢，加姜黄；痛在下肢，加威灵仙、五加皮；关节肿大、屈伸不利，加松节、竹节；小指关节肿大僵硬，加僵蚕、全蝎；关节拘挛，加蝉蜕、木瓜；手足心热、关节热痛，加生地黄、牡丹皮；畏冷，加紫苏梗；麻木，加泽兰；心悸，加丹参、远志；恶风寒、无汗身痛，加紫苏叶、防风、羌活。

验案举例：汪某某，女，37岁。因全身关节肿痛反复发作3年，于1992年9月12日来诊。自诉工作中经常接触水。1989年秋季开始出现下肢膝关节肿痛，逐渐发展至全身大小关节。曾在某市医院检查诊断为风湿性关节炎，服用炎痛喜康、贝诺酯、布洛芬、阿司匹林等仅能当时缓解症状，停药即发。症见指、腕、踝关节红肿疼痛、灼热，脘胀纳呆，尿黄，舌质红，苔黄，脉弦略数。查血沉 50mm/h，类风湿因子阴性。辨为热邪夹湿、瘀阻关节。治以清热祛湿、通络缓痛。药用忍冬藤 15g，防己 15g，蚕沙 12g（包煎），豨莶草 15g，络石藤 15g，桑枝 12g，赤芍 12g，牡丹皮 10g，薏苡仁 15g，甘草 1.5g，共 14 剂。药尽复诊，踝关节肿痛消失，其他关节肿痛减轻，仍食少，口稍干，尿黄，舌质淡红，苔白滑。原方加姜黄 3g，厚朴 10g，神曲 12g，共 15 剂。三诊，关节肿痛消失，食纳增加。复查血沉正常。改通络熄风汤善后调理 20 剂而收全功。

4. 慢性肾炎病证结合辨治经验

【独特见解】

慢性肾炎是一种病程长，易于反复且缠绵难愈的慢性疾病。有医云："久病多虚，穷必及肾。"故其治疗多从脾肾阴阳之虚着手。而欧阳锜老师认为，慢性肾炎患者，临床常有口苦、小便黄少等湿热见症。即使在晚期，甚至尿毒症期，出现一身悉肿，小便短黄，恶心欲呕，皮肤瘙痒，也为湿热壅盛，泛于上、蒸于外所致。至于体倦便溏，四肢不温，舌淡脉弱等脾肾亏虚见症，则为湿热日久伤正引起。其在一派虚象之中，仍有反映疾病本质的小便短涩混浊、口苦恶心等湿热内蕴之象，即是明证。因此，欧阳锜老师认为，慢性肾炎虽属久病，但久病未必皆虚，其病机实为湿热客肾，实邪伤正。治疗应抓住本质，不可拘泥于"久病必虚"之说。

【临床经验】

基于以上认识，欧阳锜老师治疗慢性肾炎，以清热利湿为法组成基本方，根据兼夹证候、症状的不同，酌情辨证加减，对症化裁，屡获良效。对晚期患者兼脾肾虚损者，也常以清解为主，或在清解的基础上佐以扶正药。殆湿热毒邪悉去，而仅见脾肾虚损者，始议扶脾益肾之治。

［常用方药］益母草 10g，萆薢 10g，薏苡仁 12g，石菖蒲 10g，生地黄 10g，刺蒺藜 10g，甘草 1.5g。

［临床运用］咽痛、口疮，加蝉蜕、桔梗；皮肤瘙痒或疮疖，加金银花、连翘；尿血者，加小蓟、白茅根；浮肿明显，加茯苓、陈皮；食少纳呆，加炒扁豆、佛手；腰膝酸软，加牛膝。

验案举例：湛某，男，17 岁。1983 年初，由长沙移居陕西汉中山区。因水土不服，反复生疮生疖。以后反复出现水肿，经常鼻衄，口舌生疮。多次检查尿蛋白（＋＋～＋＋＋）。曾 3 次住院治疗，用青霉素、链霉素、激素等多种措施治疗，服健脾温肾利水中药数百剂，均稍愈即发。刻诊察舌红苔少，脉弦细。欧阳锜老师认为，此为风热湿毒客肾，肾关不利，水液泛溢肌肤所致。治当疏风解毒、清热利湿，佐以养阴。药用金银花 12g，连翘 12g，石菖蒲 10g，薏苡仁 12g，萆薢 10g，扁豆 10g，生地黄 12g，蝉蜕 5g，刺蒺藜 10g，益母草 10g，白茅根 12g，甘草 1.5g。上方随症加减，坚持服药 17 个月，尿蛋白消失。再以健脾和胃调理善后，迄今未发。

5. 骨关节病病证结合辨治经验

【独特见解】

骨关节病属于中医"骨痹"范畴，多发于腰椎，也见于胸、颈、膝等关节。以关节疼痛、畸形、活动受限为主要表现，中、老年人多见。欧阳锜老师认为，骨痹属于骨、椎体的退行性变，发病部位以腰椎较为常见，多因肾虚髓减，精血不荣于骨所致，与《素问·金匮真言论》中"病在肾，俞在腰股"的理论颇为一致。

【临床经验】

根据骨痹肾虚髓减的病机，欧阳锜老师临症治疗，主张以补肾通络为基本组方法则，然后根据兼症佐以对症之药。合并其他病证时，则或暂用他法，或以基本方为主，按照病证新久缓急灵活运用。

［常用方药］狗脊 12g，续断 10g，杜仲 10g，五加皮 10g，骨碎补 10g，川牛膝 10g，豨莶草 15g，威灵仙 10g，甘草 1.5g。

［临床运用］痛甚者，加乳香、没药、白芍；病程日久者，加全蝎、蝉蜕；食少纳呆者，加山楂、麦芽；口苦、苔黄腻者，加草薢、忍冬藤；颈椎骨质增生者，加葛根。

验案举例：武某某，男，47 岁。患者胸、腰椎多处骨质增生，腰背长期作痛，活动受限，逐渐下肢不利，步履艰难。又因食后活动少，饮食停滞，胃痛发作，并见腹胀、饱嗳、吞酸等症。欧阳锜老师认为，此乃肝肾亏损于前，饮食停滞于后，痼疾复加新病。然痼疾非旦夕所能获效。新病不除，药食难下，痼疾也无望治愈。先用二陈汤加乌贼骨、六曲、枳壳、白芍之属，治疗半个月，胃痛止，饮食正常。再按治骨痹之法，用狗骨 10g，龟板 10g，蝉蜕 1.5g，威灵仙 10g，骨碎补 12g，乳香 6g，没药 6g，白芍 15g（3 日量），制成散剂，长期服用。除感冒、胃痛时暂停药外，坚持服药 4 个月，腰背痛逐渐减轻，能扶杖行走。因家事带药回山西，半年后回湖南，已步履如常人。后仍坚持服药 1 年之久，迄今已 10 余年未发。

6. 精神病病证结合辨治经验

【独特见解】

精神病包括精神分裂症、强迫性及器质性精神病、反应性精神病、癫痫、癔症、神经症等，多属于中医"癫狂""痫证""郁证"等范畴。欧阳锜老师根据其数十年病证结合诊疗经验，认为精神病以"痰"为病因之本，以痰扰神志为基本病机和中心证候。临床因原发或继发病的不同，体质差异或治疗不当有兼湿、兼热、兼瘀、兼风等的差别，因此以痰扰心神、痰迷心窍、痰热上扰、痰瘀互结、痰郁风动为主要证候。

【临床经验】

基于以上认识，欧阳锜老师以化痰安神为法组成基本方，根据病情或径直用专方，或按兼夹证候的不同相应佐以醒神法、清热法、活血法、熄风法等，并酌加对症之药。

［常用方药］石菖蒲 5g，远志 5g，郁金 5g，半夏 10g，陈皮 1.5g，茯苓 12g，草决明 12g，甘草 1.5g。

［临床运用］痰扰心神，症见失眠多梦、精神抑郁、心烦易怒、苔腻、脉滑，用常用方加枳实、炒酸枣仁、柏子仁；痰迷心窍，症见神情呆滞、语言苦笑无常、嗜睡、脉滑等，用常用方加柏子仁、枳实、礞石；痰热上扰，症见躁狂多怒、神情呆滞、苦笑无常、苔黄腻、脉弦滑等，用常用方加礞石、龙胆草、竹茹、生石决明；痰瘀互结，症见抑郁、躁狂交替出现，日久不愈，伴失眠、心烦、舌质暗、苔腻、脉细涩，用常用方去半夏、陈皮、茯苓，加煅牡蛎、礞石、煅石决明、炒酸枣仁、丹参、茜草、柴胡；痰郁风动，症见昏仆时作、手足抽搐、口中流涎，醒后如常人，苔腻、脉滑，用常用方去半夏、陈皮、甘草，加僵蚕、蝉蜕、天麻、刺蒺藜、白芍。

验案举例：肖某，男，47 岁。精神狂乱反复发作 8 年，经多家精神病院诊断为精神分裂症，每于春季加重。平时神情呆滞，反应不灵敏。发作时躁狂发怒，甚至动手打人，伴失眠，不思饮食，大便干结，苔黄腻，脉弦滑而数。四诊之后，欧阳锜老师辨为痰热上扰证，治以降痰清热，药用礞石 12g，龙胆草 7g，半夏 10g，陈皮 5g，枳实 10g，炙远志 5g，郁金 12g，炒酸枣仁 12g，丹参 12g，生石决明 15g，茯神 12g，大黄 6g，甘草 1.5g。4 剂后躁狂未再发作。连服 20 剂，神志较前清楚，能识别人。守上方化裁以巩固疗效。两年后因其他病就诊，诉前病未再发作。

以证为主，证病结合

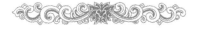

以证为主，证病结合，是采用中医传统辨证论治程序和方法辨析疾病发展一定阶段（一般为就诊阶段）的病因、病机、病性、病势等，然后确立治则治法、选方择药的一种病证结合模式。临床上疾病某一发展阶段的证候非常典型或危重，应当着重于病情的缓解或（及）立即逆转病势，以

及典型证候主症所反映的病因、病位、病性、病势与疾病特殊本质及其发展规律有一定差别时，可采用辨证论治为主，适当结合辨病加减的论治方式。在当前中医临床多以西医辨病、中医辨证模式，而对大多数西医慢性疑难疾病的特殊本质、发生发展演变规律、主要证候及其转变关系尚不十分清楚或统一的条件下，以证为主，证病结合是病证结合方法运用于临床的常用方式，也是中医临床诊疗的基本特色。

1. 风湿相搏证证病结合辨治经验

【独特见解】

本证因风湿郁于肌肉关节，经络壅滞不通所致，以发热汗出恶风，肌肉关节肿痛，屈伸不利，小便少而身微肿为主要表现。该证与寒湿凝滞证的鉴别要点为后者多冷痛，并见恶寒、无汗、肢冷等症。风湿相搏证常见于痹病类疾病，如风湿痹、热痹、历节风、鹤膝风等，其治疗的关键在于以辛散之品缓取微汗，使在表之风湿从汗而解。

【临床经验】

本证的主要症状为发热，汗出恶风，肌肉关节肿痛，屈伸不利，小便少，身微肿。见于不同疾病的辨证要点，风湿痹（风湿性关节炎）：肌肉关节酸痛，发热，舌苔白滑；热痹（风湿热）：关节红肿热痛，发热汗出，烦渴，舌苔黄腻；历节风（类风湿关节炎）：关节肿痛僵硬，屈伸不利；鹤膝风：膝关节肿痛，抬步艰难，寒热自汗。

［常用方药］苍术 6g，白术、茯苓、羌活、泽泻、陈皮各 3g，甘草1.5g，姜汁、竹沥各 3 匙（兑入）为主方，随病加减。

［临床运用］其中风湿痹用原方；热痹，去白术、苍术、羌活，加栀子、忍冬藤、松节；历节风，去苍术、羌活、独活，加桑枝、松节；鹤膝风，去羌活、苍术，加牛膝、槟榔、松节。

验案举例：郭某某，女，42 岁。下肢关节肿痛反复发作 8 年，加重10 日。患者 8 年前起下肢膝、踝及趾关节出现肿胀疼痛，屈伸不利。始发气候变化时疼痛加重，后几年与气候变化逐渐无明显关系。曾在某市级医院检查血沉、抗"O"、类风湿因子均正常，诊断为"风湿性关节炎"。先后服用多种治疗风湿的中西药物，或无效，或只能当时控制或减轻症状。10 日前，夜卧不慎受寒，关节肿痛明显加重，服用阿司匹林及中药（不详）无效而就诊。症见下肢膝、踝及多个趾关节肿胀、酸痛，活动不利，恶风寒，微热汗出不畅，头身痛，口不渴，尿淡黄，食纳、睡眠、二便正常，舌质淡红略紫，苔白微腻，脉弦细。慢性风湿性关节炎，欧阳锜老师认为多属久痛入络，郁热瘀阻，治宜柔肝熄风，通络缓痉，方用通络熄风汤加减。而此例因起居不慎，复感外邪，其外候辨证属典型风湿搏结，故欧阳锜老师以辨证施治为主，适当结合辨病，辛散微汗，祛风胜湿，兼以通络缓痉，药用紫苏叶 6g，荆芥 10g，防风 10g，独活 10g，秦艽 12g，川牛膝 12g，忍冬藤 15g，豨莶草 12g，防己 12g，甘草 1.5g。3 剂后，身微汗不断，肿痛大减；续进 2 剂，寒热身痛消失。复诊时诉关节稍有胀痛，舌质偏红，苔薄白，脉细。以通络熄风汤加减治疗调理 30 余剂而病愈。

2. 痰浊上逆证证病结合辨治经验

【独特见解】

欧阳锜老师认为，痰浊上逆证是因痰湿阻于胸中所致，以头晕目眩、食少呕恶、咳喘多稠痰、苔滑为主要表现。本证临床上要注意与肝风升扰证鉴别，后者也见头目晕眩，但苔不滑腻，常伴震颤抽搐等症。本证虽以头部症状突出，而病实发于中焦，常见于眩晕、痰眩、失眠、偏头痛等疾病。

【临床经验】

痰浊上逆证的主要症状为头晕目眩、胸闷、咳喘多稠痰、呕恶食少、苔滑、脉滑，治宜涤痰降浊，加味温胆汤。

［常用方药］半夏 10g，陈皮 5g，茯苓 12g，枳实 10g，竹茹 10g，刺蒺藜 12g，菊花 10g，甘草 1.5g。

［临床运用］其症见于痰眩，辨证要点为头重不爽、站立不稳、胸闷呕恶、苔滑腻，用上方加制南星；症见于眩晕病，辨证要点为头重、耳鸣耳闭、脘闷、恶心、纳少，用上方加石决明；症见于失眠，辨证要点为眩晕、难于入寐、嗳气吞酸、呕恶不食，上方加远志、炒酸枣仁；症见于偏头痛，辨证要点为头偏痛昏沉、呕恶不食、脉弦滑，上方加柴胡、钩藤。

病案举例：黄某某，男，45 岁。1992 年 5 月 12 日就诊。患高血压病 10 余年，血压长期持续在 24.0～21.3/14.7～13.3kPa，间断服降压药治疗。平素嗜食肥甘，1991 年 9 月体检时发现高脂血症。症见眩晕头重、项强不适、胸闷烦躁，晨起恶心欲呕、舌质淡红、苔白腻、脉弦滑。查血压 21.6/13.9kPa；血清胆固醇 8.3mmol/L，三酰甘油 2.4mmol/L。诊断：高血压病、高脂血症；辨证：痰浊上逆。治法：涤痰降浊，兼以平肝。方用加味温胆汤加减：半夏 10g，茯苓 12g，陈皮 3g，竹茹 12g，枳实 10g，刺蒺藜 12g，钩藤 12g，葛根 12g，山楂 12g，草决明 12g，甘草 1.5g，共 15 剂。复诊诉头重眩晕减轻，血压较前稍降。续进原方 15 剂。三诊复查血压 20.3/13.1kPa，血清胆固醇 6.4mmol/L，三酰甘油 1.3mmol/L；症见头晕眼花、项强不适、烦躁易怒、舌质偏红、苔薄、脉弦。证属肝阳上亢，用欧阳锜老师治疗高血压病常用方 60 余剂后，血压稳定在 17.3/12.5kPa 左右。高血压病，欧阳锜老师常从肝论治，以平肝、熄风、养阴为治则。高血压病合并高脂血症或素嗜肥甘者，可兼夹痰之证，然治疗主次有别。此例为两病合并，而辨证以痰浊上逆为主，故治疗也以涤痰降浊为主，兼顾平肝。待痰浊得除，再以平肝为主。如此证病结合论治，先后井然有序，故获效良佳。

以症为主，症病或症证结合

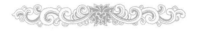

　　以症为主，症病或症证结合，是针对症状发生的直接病因病机，选择具有较强缓解症状作用的药物，适当兼顾病证组方的一种病证结合临床模式。临床上某一症状特别突出或危重，成为患者就诊的主要动因或主要痛苦所在甚至可能影响患者生命时，应当采用对症处理为主，适当兼顾证或（及）病的辨治方式，以迅速消除症状。由于中医以传统的病多以症状命名，因此传统的病证结合也多为症证结合，是传统中医临床的主要模式。

咳嗽以症带病，证病结合辨治经验

【独特见解】

　　咳嗽为外感、内伤病中常见的症状，其产生主要由于肺气不利所致。肺之生理功能正常，自无壅满上逆之患。而病邪干肺，肺气宣降失司，气逆咳嗽乃作。咳嗽的病因，有外感、内伤之别。外邪迫肺而致咳，非疏散外邪，则咳必难止。若早用收涩之品留邪，反使咳嗽迁延难愈。内伤之咳，多为肺脏本病，其病因病机随病或证不同有所区别，故欲急止其咳，必须兼顾考虑其病证而择药，才能取得预期的疗效。

【临床经验】

　　欧阳锜老师辨治咳嗽一症，首先强调明确病名诊断，辨明外感或内伤。外感病咳嗽，必须明辨伤寒、温病；内伤病咳嗽，则要鉴别肺结核、肺痿、肺痈、肺胀等；其次分证施治，将咳嗽分为风寒外感、温邪犯肺、阴伤肺燥、寒饮上凌、痰火上壅、血不濡络、肺热成痈、脾虚水泛、肾气不摄九证，施治则注意密切结合证病立法选方用药。如《证治概要》论咳嗽之温邪犯肺证说："感受风温暑湿之邪，初起即有咳嗽或喘、鼻干塞等症。陈平伯以咳嗽、烦渴、身热、恶风为风温症之提纲。叶天士谓'温邪上受，首先犯肺'。皆指此类证候。温病咳嗽虽可由春冬季感受'非时之暖'所致，也多与人体素质阴虚有关，故初起虽有恶风、头痛、舌苔白黄、脉浮数等表证，吐出之痰必多稠黏，鼻孔也多浊涕，与风寒表证有所不同。治此，只宜薄荷、前胡、苦杏仁、桔梗、桑叶、枇杷叶、川贝母之属以凉解表邪。切不可用麻黄、桂枝、姜、半夏等辛温发散之品。温病由于发病季节与证候轻重不同，其见症也不一，故温邪犯肺之咳，也有暑咳、热咳之分。暑咳多见于夏月，其证身热、自汗、烦渴，或微恶寒，舌苔厚浊，并以面垢为特征，宜六和汤以清解暑邪。苔浊已退，身热未除，自汗、脉虚而渴者，宜白虎加人参汤以清暑益气。热咳，亦温邪犯肺之重证，其证面赤身热、脉洪数、烦渴引饮、咽喉干痛、鼻出热气、喉哑痰稠或痰中带血，治宜泻火清肺，宜凉膈散去芒硝加瓜蒌皮、桑白皮之属。若热盛伤津而致咳者，则属于阴伤肺燥之类。"引论述病证虽不全，但治疗咳嗽的思路已贯穿其中，足示人以法度。欲窥全豹，可阅原著。

　　病案举例：向某某，男，62岁。1992年7月28日就诊。因患"右肺周围型肺鳞癌"于今年4月在某省肿瘤医院手术治疗，术后痰检仍发现癌细胞。症见咳吐鲜血，每次2～5mL，每日10余次，咯稠痰，烦躁口渴，声嘶，面红，舌质红，苔黄少津，脉细数。辨证为痰热伤络，肺阴受损。治以养阴凉血止血，兼顾解毒抗癌、清肺化痰，药用侧柏炭10g，白茅根15g，阿胶珠12g，仙鹤草15g，煅牡蛎15g，沙参12g，百合15g，墨旱莲15g，紫菀10g，瓜蒌壳12g，臭牡丹30g，甘草1.5g，共14剂。复诊诉服药5剂后血止，续服期间咯血未再出现。乃改用肺癌常用方加侧柏叶治疗。此例肺癌患者，其病因病机为癌毒与痰热互结而阴伤络损，解毒抗癌，养阴清肺，应是正治之法，然患者咯血症状突出且重，需及时控制，故初诊以止血为主。止血之法，也非滥用炭类收涩之品，而是兼顾病证之本质选药，当有桴鼓之效。

第八章 主症辨证及其临床实践

主症辨证的三大关键

　　辨证中的所谓"主症"有两种意义，一是比较固定的可以作为辨证依据的症状；二是能表达病变主要方面的症状。前者是分清"主客"问题，后者是分清"主次"问题。当然，"主客"问题也是"主次"问题，但"主客"问题不能全部概括和说明"主次"问题。一个证候的出现，若病情单纯，主症和客症能全部对得上号，丝丝入扣，并脉症、苔症相符，这是不难辨别的。若病情复杂，如病情隐蔽，主症不明显突出，如"阴盛格阳""阳盛格阴"之类；脉症、苔症不符，如"热结旁流""脾湿留垢"之类；同时出现两种证候，其中有偏轻偏重之分，如"寒热夹杂""湿热交感"之类；虽同时出现两种证候，而其病只在于一个方面，如"肺病累脾""脾病累肺"之类；症状表现在这一方面，而病根起源于另一方面，如"肾气上逆""胃热上攻""心火下注""肺热下迫"之类；因病情转移，原来主症降居次要地位，或主次相互变易其位置，如"热邪犯肺"与"肺虚内热"、"脾虚生痰"与"痰饮停胃"之类。

　　对待这类证候，如果辨认不清，本末倒置，仍然可陷于"头痛治头，脚痛治脚"的被动局面。所以辨证要分清本末，也就是分清一个证候中的主症和次症的问题。能分清主次，在治疗上就可避免在枝节上纠缠。常读历代名医医案，发现前人对于一些复杂疑难病证，一旦掌握它的主要病变所在，集中解决主要问题，其他枝节问题也就随之得到解决。是否历代名医都独具慧眼识病情呢？还是辨证"定标本""分主次"，也是有规可循的呢？对此，我们应该看到，前人对于复杂疑难病证如何分主次，虽然积累了不少的经验，但是这些经验还是分散的、不系统的，也没有一定的准则，所以要系统掌握这些经验是不易办到的。只有根据认识复杂的客观事物的辨证方法，结合临床实践经验，摸索规律，统一标准，才能做到有规可循，也才能主动而有效地对付一切复杂疑难病证。

　　在复杂疑难病证当中，主要症状也是对其他一切症状起决定和影响作用的症状，凡是随着主症的产生而产生，随着主症的转变而转变的，都属次要症状。这就是确定主症、次症的唯一标准。

　　上述多种病情复杂的证候，都应按照确定主次的标准，从病情的轻重缓急，发病的先后因果，证象的真假同异，分析两方面的症状谁是起决定和影响作用的，谁是随着其他症状的产生而产生，随着其他症状的转变而转变的，从而确定谁是主症，谁是次症。这样才能比较全面系统地掌握辨别主次的关键。

1. 辨轻重缓急

中医治病，历来有"标本缓急"之分，所谓"急则治标，缓则治本"，就是按病证的缓急轻重来分主次的。故新病、痼疾同时并发，不论新病引发痼疾或痼疾不愈兼有新感，都要按"急则治标，缓则治本"的原则。新病、痼疾同时并发有以下3种情况：一是外感病影响内脏功能活动，称为"外邪所扰"；二是外感引发原有的内脏病，称为"外内合邪"；三是内脏病在发展过程中兼有新感，称为"内外并病"。

外邪所扰：在有风寒外证的同时，偶尔出现咳喘、呕恶、胸腹痛、食纳减退、心忡、失眠等脏腑症状，这些症状皆可随汗出而解。治此，只宜驱散外邪。

外内合邪：外感引发原有的内脏病，已有明显的脏腑症状，只要有恶风寒、肢体疼痛、项背强以及往来寒热等外证未罢，仍当以处理外感为主。甚至在较长时期内仍有增衣则烦，去衣则凛之感，也当驱散外邪。

外内合邪如"寒热夹杂""湿热交感"之类，两方面症状有偏多偏少之分，当根据症状的多少分清主次。寒热夹杂，寒多于热，治以辛散为主；热多于寒，治以清热为主。湿热交感，湿重于热，治以辛开为主；热重于湿，治以苦降为主。如果证候两方面的多少轻重不分，治疗上主次倒置，一方面的矛盾虽然得到缓和，必然加深另一方面的矛盾。

内外并病：内脏病在发展过程中兼有新感，虽然以内脏病为主，如出现有明显的风寒外证，内脏病也可暂时退居次要地位，因外邪不罢，内脏病不能缓解，甚至可使病情增剧，因此也当着重驱散外邪。

外感病失治、误治，邪深入里，阳气内闭产生闭证，如"阳盛格阴""上下关格"之类；或正虚邪实，虚阳外脱产生脱证，如"阴盛格阳""上厥下渴"之类。不管原来病情如何，皆当以闭、脱为主，及时采取开闭、固脱。待闭、脱两证解除，再议其他。

不但新病、痼疾同时并发应分清缓急轻重，慢性病在发展过程中，如出现大失血、剧痛难忍、呕吐不止、膈食不下、高热神昏、二便阻塞或失禁等危急症状，采取治疗措施，首先就当考虑这些问题，这其中也就有主次之分。

2. 辨先后因果

辨先后因果就是对某些证候必须根据症状出现的先后来分清主次的问题。由于某些证候、病变两方面相互牵涉，所见症状几乎完全相同，对此不但要掌握当前的全部症状，而且要注意症状出现的先后，由此及彼，从因果关系上来确定其主症。如前人总结出"喘胀相因"的经验，以"先喘后胀治在肺；先胀后喘治在脾"。前证称为"肺病累脾"；后证称为"脾病累肺"。两证均有气喘、腹胀症状，主要病变究竟在肺、在脾？如果辨别不清，病在肺而温补健脾，必致肺气壅满而喘促更甚；病在脾而与清降肺气，必致中气受损而胀满难安。结果气喘、腹胀都不能解决。所以脏腑主病的辨证方法，在实际使用时，必须根据脏腑相关的理论，从因果关系找到它的主要病变所在，决不能机械地按照脏腑分证的方法对号入座。

辨因果，不仅要辨明当前的证候，而且要观察分析当前证候的发展变化情况，当证候发生变化时，原来确定的主症，也要随之转变，或主次相互变易其位置。例如风寒外感，发热咳嗽，当以外感为因，咳嗽是外邪伤肺的结果，主症是外感发热。若经辛温发散，肺阴有损，仍见咳嗽发热，则以肺阴虚损为因，发热是阴虚阳亢的结果，此时当以肺虚咳嗽为主症。其他证候的转变，都可根据病证三型三个方面的相互关系，以此类推。

疾病在其重要的转折关头，更要抓住主要症状、体征作为观察证候转变的标准。任何病在其转折关头，也必然有一两个症状（或体征）首先出现，其他症状、体征都是随着这种有预兆性的症状、体征的产生而产生的。这种有预兆性的症状和体征，都可以视为主症或主征。前人已经摸索出一些有预兆性的症状和体征作为断定某些病证转变的标准，如外感伤寒后期，随人身阴阳消长不同或转为阳证或陷入阴证，转阳则先见发热，入阴则先见肢厥，这就可以"热"与"厥"两症作为主症。温病在确定"卫、气、营、血"四个发展阶段的前提下，当病变深入一层，首先舌苔就发生变化，如舌苔黄白相兼为热在气分；舌现绛色为热入血分，其他症状都是随着舌苔的变化而变化的，故温病在发展过程中，也就可以这种舌苔变化为主症。

3. 辨真假同异

凡病情隐蔽，所出现的证候往往表里不一，其证如阴盛格阳、阳盛格阴、虚见实象、实见虚候之类即是。这类证候，主症不明显突出，必须由表及里，深入细致地进行审辨，不可只注意外表现象。"阴盛格阳"，外虽有身热面赤等症，但有肢冷、下利清水等症为异，病的本质是阴寒极盛。"阳盛格阴"，外虽有恶寒肢冷等症，也有苔黄口渴等症为异，病的本质是阳热内郁。两证撇开假象，只有单方面的寒和热，与寒热类杂之证寒与热同时存在有本质上的不同。阴寒极盛，一与温补，内寒除则假热证自罢；阳热内郁，一与清泄，内热除则假寒证自罢。这就从治疗上可以看出主症决定次症的存在。假虚、假实必须去伪存真，假虚证的本质是邪实，如"干血成痨""血瘀成臌"之证，多见面黄消瘦，此即所谓"大实有羸象"。治此，祛邪即所以安正，邪去则营卫气血的输布自然恢复，假虚证也就自然消失；假实证的本质是正虚，如"脾胃虚寒""肾气不摄"之证，多见胸腹痞满、咳喘脉数，此即所谓"至虚有盛候"。治此，扶正即所以祛邪，正气充实，清升浊降，假实证也就自然消失。这也说明病的本质变了，外表假象也就失去存在的依据。

脏腑主病，由于各个脏腑的相互联系，所见证候、症状相互出现的当然更多，这种证虽同时有两种证候表现而其病只在于一个方面。或症状表现在这一方面，而病根实起源于另一方面，这就更应同中辨异，才能真实地找到其主要发病的脏腑。例如：

怔忡属心："肝阳上亢"，则目赤眩晕，耳鸣怔忡。

狂妄神昏属心："胃热上攻"，则潮热便结，腹满痛，谵语狂妄。

腹胀属脾："肺病累脾"，则咳喘气逆，胸腹胀满。

咳喘属肺："肾气上逆"，则少腹逆冲，动则咳喘。

浮肿属肾："脾虚湿胜"，则腹胀食少，面目浮肿。

呕吐属胃："肝胃失调"，则胁痛，呕恶不欲食。

便秘属大肠："肺气不降"，则咳喘气逆，大便秘结。

便泻属大肠："肺热下迫"，则后重不爽，便泻灼热。

尿癃属膀胱："肾虚水闭"，则腰痛，浮肿不尿。

小便涩痛属膀胱："心火下注"，则口舌生疮烂痛，尿赤涩痛。

某些证候，不但要从所见症状中同中辨异，而且还要注意某些症状本身的特点。例如：

发热：伤寒发热，汗出即解；温病发热，汗出热不退。

恶寒：外感恶寒，覆被向火不解；内伤恶寒，得温暖即止。

肢体痛：外感痛汗出即解；内伤痛劳则更甚。

发黄：湿郁发黄，眼目及爪甲俱黄；血虚发黄，则黄不及耳目。

盗汗：阳虚盗汗，汗出身冷；阴虚盗汗，烦热汗出。

眩晕：风痰眩晕，闭目仍转运不已；气虚眩晕，静养即止。

耳鸣：痰火耳鸣，先轻后重，按之不止；气虚耳鸣，先重后轻，按之可止。

腹痛：寒痛喜温喜按；热痛灼热拒按。

咳嗽：伤寒咳嗽，鼻塞痰稀；伤热咳嗽，鼻干痰稠。

口渴：热证口渴，渴而喜饮；痰饮口渴，先渴却呕。

腹泻：寒泻清稀如水；热泻腥臭灼热。

便秘：冷秘脐腹冷痛，绵绵不绝；热秘潮热，大腹硬痛。

某些证候，症状大致相同，只是舌苔、脉象有些差异，也需要从苔与脉两方面着眼，认真加以审辨。如脉症不符或苔症不符，有时就需要"舍症从苔""舍症从脉"或"舍脉从症""舍苔从症"。

　　例如，"风湿相搏""痰阻经隧""血瘀经络"三证，皆有四肢关节痛、升举屈伸不利之症，如同时有苔滑、脉滑，或舌青、脉涩的特征，就应当从"痰阻""血瘀"方面考虑，需要"舍症从苔""舍症从脉"。又如，"热结旁流"，大便泻下而腹痛不可按，脉实有力；"胃热传肾"，渴饮无度而小便频数清长，苔白如积粉。这两证，前者虽泻下，宜通因通用；后者虽小便频数清长，宜甘寒除热，症状皆不足凭，故也当"舍症从脉""舍症从苔"。

　　至于"舍苔从症""舍脉从症"的证候，多见于素质与众不同之人。如素嗜肥甘，舌苔厚浊；脉体狭小，脉形细微。这类患者，苔、脉多不足凭，故当"舍苔从症""舍脉从症"。又如，大量失血，血不外荣于舌而舌质淡红；心肾阳虚，气喘不续而脉数疾无伦；"脾湿留垢"，浊阴不化而苔秽臭腐；"水溢皮肤"，脉为水格而脉见沉伏。这类证候，苔、脉也不足凭，故也当"舍脉从症""舍苔从症"。

　　上述诸症，有的苔、脉不足凭，有的症状不足凭，究竟如何决定取舍，也是要看苔脉、症状那方面在本证中是起决定和影响作用的为准，这其中也就有真假主次之分。所以临床上遇到某些证候脉症不符或苔症不符，治之无效，就应当从另一方面考虑，分清主次，知所取舍。临床上所见各证有两种证候表现，主症和客症不能全部对得上号，丝丝入扣。在这种情况下，研究问题忌带主观性、片面性和表面性，如果只看到症状的片面，不辨轻重缓急，先后因果，或只看到症状的表面、不辨真假同异，就会为一些次要症状所迷误，在治疗上就会陷于被动，或抓住枝节问题，头痛医头，脚痛医脚。所以对待一切错综复杂、变化多端的证候，除必须掌握各种证候的类型、结构和组成外，还必须掌握辨别主症的三大关键。具体对待一个证候，如有两种证候表现，主症和客症对不上号，就应当分析是否一方面是病之因，而另一方面是病之果；或一方面是疾病的真实反映，而另一方面是假象；或一方面病情较轻，而另一方面病情较重。任何复杂疑难病证能从这三方面全面考虑和综合分析，都不难作出正确结论。

主症辨证的临床实践

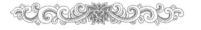

　　欧阳锜老师的学生，湖湘欧阳氏第二代传承人之一周慎主任医师对老师主症辨析方法进行过较为深入的思考，并以欧阳锜老师的临证医案为例

论述介绍了主症辨别的思维特点和分析方法。

周慎认为，主症是由疾病的主要矛盾决定的，对其他一切症状起决定和影响作用的症状。它具有以下几个特点：①具有同一性，即任何疾病在就诊的这一时刻，由疾病主要矛盾所决定的主症，必然与主要矛盾相一致。主要矛盾单一，则只有单一类别的主症，不可能同时存在多种不同类别的主症，主要矛盾复杂，多种不同类别的主症也就随之出现。②具有运动性，即主症是运动变化的，它随着疾病主要矛盾的转化而改变。③具有决定性，即主症决定次要症状的出现，主症转变了，次要症状也随之转变。

由主症的特点可知，如果病情单纯，症状与病机能够丝丝入扣，并且脉症、苔症相符，这时所出现的症状就是主症，只要从正面直接进行分析，其辨别是不困难的。如果病情复杂，出现的证候不典型，例如：病情隐蔽，主症不明显突出；或脉症不符，苔症不符；或同时出现两种证候，其中有偏轻、偏重之分，或虽同时出现两种证候，而其病实际只在一个方面；或因病情转移，原有主症降居次要地位，或主症与次症相互转化。这时的主症就与次要症状交织在一起，引起辨别的困难，欧阳锜老师对此提出用辨轻重缓急、辨先后因果、辨真假同异 3 种方法，从反面间接进行分析，分析出两方面的症状谁是起决定和影响作用的，谁是随着其他症状的出现而出现、随着其他症状的转变而转变的，确定谁是主症，谁是次症，从而发现病证的实质。

1. 从轻重缓急辨主症

病证的轻重缓急关系，要以急者、重者为主症，缓者、轻者为次症，主要从以下 3 个方面进行分析。

（1）从新病与痼疾进行分析：新病与痼疾同时并发，可以是外感病影响内脏功能活动所致，也可以是在内脏病发展过程中兼有新感或新病，这时本着"急则治标，缓则治本"的原则，都要以外感新病为主，以内脏痼疾为次。

验案举例 1：翁某某，男，51 岁。入春以来，10 余日寒热不罢，无汗，头剧痛，项强不可以转侧，周身骨节酸楚，咳嗽胸痛，胃脘痛，嗳气吞酸，腹胀便溏，心悸失眠，苔白，脉细沉。某医院诊断为"支气管炎、溃疡病、风湿性关节炎、神经官能症"，并疑为"结核性脑膜炎"。经 1 个多月的对症治疗无效。欧阳锜老师辨证为寒湿郁滞经络，未及时表散所致。治以疏风散寒、祛湿解表，药用麻黄、桂枝、葛根、羌活、防风、紫苏叶、桔梗、枳壳、陈皮、甘草。4 剂后身痒如虫行皮中状，5 剂后大汗出，诸症渐退，食纳转佳。

按：患者既有寒热无汗、头痛项强等表证，又有咳嗽、胃痛、腹泻、心悸、失眠等内脏疾病（里证），表里证悉见，根据病史可知以表证为主，里证仅仅是外邪内扰，引动原有的慢性病而已。因此虽然见症多端，总由寒湿外束，不得解散所致，治疗的关键在于解散表邪。如果见咳嗽而治之以化痰止咳，见胃痛而治之以制酸止痛，见泄泻而治之以健脾止泻，见心悸失眠而治之以养心安神，都是舍本求末，难以达到缓解这些症状的目的。

验案举例2：赵某某，女，27岁。停经后40日，腹痛、阴道流血8日，妊免试验阳性。患者8日前出现腹痛，阴道流血，喷嚏，鼻塞流涕，汗多，前医给予健脾补肾安胎之剂，喷嚏已无，但仍腹痛，阴道流血，腰酸，胸闷无汗，鼻塞耳闭。苔黄白，脉弱。欧阳锜老师诊断为感冒、胎动不安，辨证为风热外袭、内扰胞宫，治以疏风清热之法，药用桔梗10g，辛夷3g，紫苏叶10g，连翘12g，金银花15g，陈皮3g，黄芩10g，甘草1.5g。2剂即微汗出，胸闷耳闭稍减，腹不痛，阴道流血停止，仍鼻塞，微恶心。上方去辛夷，加薄荷、竹茹，又2剂，仅感恶心，余症均缓解，守上方加减以善后。

按：鼻塞流涕等外感表证与妊娠腹痛、阴道流血等胎元不固的症状同时并见，要注意辨别谁是主症、谁是次症。从本例看，其主症是外感表证，因为胎元不固的症状是伴随着感冒症状出现的，当感冒症状加重，它们也随之加重；当感冒症状减轻，它们即随之缓解，如果不注意到这一点，把着重点放在胎元不固方面，外邪未祛，其胎元终究难以坚固，就可能有损胎之虞。

验案举例3：武某某，男，47岁。胸、腰椎处骨质增生，腰背长期作痛，活动不便，逐渐下肢酸软，步履维艰。因食后活动少，消化阻滞，胃痛发作，兼见腹胀、嗳气、吞酸。先治其胃，用二陈汤加乌贼骨、神曲、枳壳、白芍之类。半个月后，胃痛止，食纳正常，再治其骨，用虎骨、龟板、蝉蜕、威灵仙、骨碎补、乳香、没药、白芍等作为散剂服之。除感冒、胃痛时暂停前药外，坚持4个多月，腰背痛逐渐减轻，能扶杖行走。因家中有事而带药回山西，半年后来湖南，已步履如常人，再坚持服药1年之久。后经X线片复查，虽胸椎畸形无改变，但迄今10余年未复发。

按：本例先有"骨痹"之痼疾，在发病过程中出现"胃脘痛"之新病，痼疾非旦夕所能速效，新病不除，药食难下，痼疾也无法望其治愈。因此先用化痰和胃、理气消食之剂治其新病，新病愈后再用搜风壮骨、活血缓痛之剂治其痼疾，并且在守方治疗过程中出现其他新病时，亦遵先治新病之法治之，终于获得预期效果。

（2）从症状的轻重比例进行分析：数邪并病，如内外合邪、上下合邪等，多种病邪交互发病，所出现的不同病证之间就可能存在着轻重关系，有偏多、偏少之分，如寒热错杂、湿热交感等，都存在一个孰轻孰重的比例问题，都应该辨别其轻重主次。寒热错杂，寒多于热，治以辛散为主；湿热交感，湿重于热，治以辛开为主；热重于湿，治以苦降为主。即使并非病邪为患的数证同见，其为病程度也可有轻重主次之别，如气阴两虚就存在阴虚为主、气虚为主的差异，如果不重视这种差异，不分辨证候两方面的多少轻重，治疗上主次倒置，一方面的矛盾虽然得到缓和，必然加深另一方面的矛盾，疾病也将难以痊愈。

验案举例 1： 陈某某，女，60 岁。有十二指肠壶腹部溃疡、慢性胃炎病史，现恶心欲呕，口稍苦，纳食少，大便干结，小便黄，手足冷，苔微黄，脉细。辨证为寒热错杂、热重于寒。治以理气和胃、清热散寒。药用柴胡 10g，白芍 12g，枳实 10g，郁金 10g，草决明 12g，茵陈 15g，连翘 12g，紫苏叶 10g，鸡内金 3g，甘草 1.5g。7 剂后恶心缓解，大便通畅，小便不黄，纳食稍增，改用理气和胃之剂以善后。

按： 患者寒热之证同见，寒凝于胃而恶心欲呕，热郁于肠而便结尿黄，乃上寒下热、热多寒少证，故在疏肝理气、调和肝胃的基础上加紫苏叶以散寒邪；加草决明、茵陈、连翘以泄热邪，上下分治，治下为主，寒热二邪得除则诸病缓解。

验案举例 2： 胡某某，男，58 岁。大便稀溏夹黏液，时有脓血，伴里急后重，腹痛，口苦而黏，苔白厚腻，脉细滑。纤维结肠镜检查诊断为"慢性结肠炎"，辨证为湿热下注（热重于湿）。治以清热利湿，药用黄连 5g，黄芩 12g，炒地榆 10g，厚朴 10g，藿香 5g，石菖蒲 3g，水煎服。并配以秦皮 15g，地榆 30g，生蒲黄 15g，兰香草 10g，水煎，保留灌肠。5 剂后，脓血渐少，里急后重缓解，但大便仍溏。再守方 15 剂后，大便成形，不夹黏液、脓血，左下腹偶有疼痛，守上法加减以善后。

按： 本病属中医"痢疾"范畴，乃湿热交感、下注于肠所致，大便稀溏、口中黏、苔腻为湿滞之证，大便脓血、里急后重、口中苦为热郁之证。仔细分析两者的轻重比例，可知热邪偏重，湿邪较轻，乃热重于湿之证。故用黄连、黄芩、地榆、秦皮之属清肠道之热为主；以藿香、石菖蒲、兰香草芳化其湿以为辅，配之以厚朴、蒲黄行气和血。热得清，湿得化，气血得和，则痢得除而痛得解矣。

验案举例 3： 龚某某，男，87 岁。因膀胱肿瘤已行膀胱手术。现疲乏，心慌，口干，纳食尚可，大便溏，小腹胀。舌质淡，苔白，脉细弦。白细胞总数 $3.10 \times 10^9/L$。辨证为气阴两虚（气虚为主）夹湿，治以益气为主，佐以养阴渗湿，药用白参 3g，茯苓 12g，薏苡仁 5g，山药 15g，乌药 7g，萆薢 12g，仙鹤草 15g，女贞子 10g，甘草梢 1.5g。14 剂后症状明显减轻，再服 14 剂症状基本缓解，后间断服药以巩固疗效。

按： 患者既有疲乏、便溏等气虚见症，又有口干、脉细等阴虚见症，且有苔白等湿象，三者互见，但以气虚为主，故用四君子汤加减重在补气，并略兼顾养阴、渗湿。由于从主次比例分析抓住了气虚这一重点，故疗效较好。

（3）从一般慢性病与危急症的缓急关系进行分析：在一般慢性病的发展过程中，有时出现危症、急症等变化，如闭症、脱症、大失血、剧痛难忍、呕吐不止、隔食不下、高热神昏、二便阻塞或失禁等，这就不管原来病情如何，都要以这些危症、重症的辨治为主，待这些问题解决之后才考虑原来病症的辨治。

验案举例1：朱某某，女。患者因早婚胎产过繁，年未四十而渐趋衰老。平时常有头晕、腰酸腿软、手足心热等肾阴亏损之候，必须时常服用杞菊地黄丸、大补阴丸之类始能支持。1日忽大量血崩，冷汗不止，口鼻气冷，脉绝肢厥，已呈阴虚阳不附之象，急煎人参四逆汤灌之，取"血脱益气、阳生阴长"之义。服1剂后，脉出厥回，但仍不断流血，改用胶艾汤加赤石脂以止血。血止后，月经遂停，带下赤白，淋沥不断，腰酸痛益剧，眼黑头旋，秋凉9月重棉犹觉寒栗，稍劳即喘息不已，小便频数而急，脉细如丝。病属阴阳俱虚，精气大亏，当补益精气以充冲任之源。药用鹿角胶、肉苁蓉、党参、黄芪、巴戟天、枸杞子、熟地黄、山茱萸、菟丝子、山药、五味子、肉桂之属。30余剂后，诸症始除，再将前方改作丸剂，连服3剂，至翌年3月，月经始复潮。

按：患者素体肝肾阴虚而成虚劳之病，此为慢性病；突然出现崩症，此为突发之重病；再在前者的基础上出现脱证，此为危在旦夕之危症。在这3种重病同见之时，尤其要分析其轻重缓急，次第施治，才有希望取效。欧阳锜老师先以益气回阳固脱之法救其危症，次以调经止血之法疗其重病，再以补益精气之法治其慢性病，终于取得预期效果。

验案举例2：涂某某，男，48岁。患食管癌已半年，目前食饮难下，胸痛，便结，烦躁异常。舌红，苔黄厚。用开关散几次后，癌组织坏死脱落，食管渐通，稍能进牛乳、稀粥之类，但维持时间不长。渐见舌苔花剥，并觉胸部灼热疼痛，时欲饮冷，再用开关散则剧痛难忍，痛不欲生。改用冷涎丹缓缓含下，患者胸部有凉爽感，即能开关进食。自后辨证为瘀热伤阴、胃失和降，治以凉血养阴、和胃降逆。药用生地黄、大黄、蒲黄、旋覆花、代赭石、白及、冰片。半个月后，舌苔渐生，能缓缓吞咽稀软食物，竟使其生命延至1年以上。

按：食管癌在其发病过程中，可因癌肿增大，堵塞食管，出现食、水、药难下之急症，此时原发病虽重，但已相对较缓，故暂时宜专救其急，待病缓解后，再缓图之。但开关救急之法，仍宜辨证用药，故欧阳锜老师始用开关散，继用冷涎丹，皆取得较好效果。

2. 从先后因果辨主症

根据病症出现的先后，通过分析其因果关系来确定主症和次症。一般而言，先后出现的病症在分析其因果关系时至少有以下3种情况：一是虚假的因果关系，即病症虽然先后出现，但它们之间没有必然联系，也就没有因果关系可言。二是肯定的现在仍起作用的因果关系，即两种病症先后出现，先出现的病症导致了后来病症的出现，同时至今仍决定和影响着后出现病症的存在，这种"因"一消失，"果"也不复存在；"因"若存在，"果"仍然不能结束。三是肯定的但现已不起作用的因果关系，即两种病症的出现，先出现的病症虽然导致了后来病症的出现，但后来出现了某种转化，这种先出现的病症不再影响后出现病症的存在，所以开始的时候两者之间确实存在先因后果的关系，但最终却因果分离，"因"不再对"果"起作用。因此，对先后出现的病症要通过因果关系分析，以进行正确的治疗。欧阳锜老师常注意以下3个方面。

（1）从症状出现的先后进行分析：在疾病的发展过程中，有时虽然临床表现几乎完全相同，但其症状的出现却有先后之异，它们就可能反映出病症之间的因果关系，而从因果关系上就可以确定其症状的主次。

验案举例：姜某某，男，45岁。患慢性肝炎，肝脾大，检查Pt长期（50～60）$\times 10^9$/L，疑为早期肝硬化。面色晦暗不泽，形体消瘦，常腹胀便溏、四肢倦怠，肝区隐痛，食纳不香，口苦渴，舌质紫暗，苔黄厚，脉弦细。前医多宗"治肝补脾"之法，长期以归芍六君子汤、香砂六君子汤交替使用，病已迁延2年多未愈。改用疏肝和血为主，稍佐理脾助化之品，用四逆散加郁金、茜草、扁豆、薏苡仁、麦芽。坚持服用50多日，黄苔渐退，肝痛、口苦、腹胀等症消失，精神食纳好转，Pt上升到100$\times$ 10^9/L以上，肝脾也有缩小。

按：患者既有胁痛腹胀、口苦、面晦暗、舌质紫暗、脉弦等肝郁血瘀症状，又有便溏、纳少、四肢倦怠、脉细等脾亏之象，从表面看似属肝郁脾虚，但分析其因果关系，可知肝证在先为因，脾证在后为果，并且肝证仍然决定着脾证的存在，这从长期补脾未愈可以间接测知。因之此证为肝病累脾，实以肝郁血瘀为主，以"脾虚"见症为次，故疏肝和血较补脾益气疗效为佳。

（2）从主症的发展变化进行分析：随着病情的进展与转变，主症必然出现某种变化，这种变化也就可能反映疾病主要矛盾的因果转化，从而成为辨别当前证候的关键。例如咳嗽，其开始可能是咽痒、咳嗽、痰白、舌不红、苔薄白，辨为风寒束肺证；其咽痒可能逐渐转化为咽痛，其咳嗽痰白逐渐转化为咳嗽痰黄，舌质渐转红，苔渐转黄，则要随之辨为痰热蕴肺证；再后咽痛可能转化为咽干燥，咳嗽痰黄转化为干咳无痰，舌质渐光红，苔日渐减少，则要根据其主症的变化辨为肺阴亏虚证。这一转化过程还体现了"寒郁—化热—伤阴"的病理变化过程，反映出因果转化关系。

验案举例：叶某，男，46岁。长期便秘，初大便干结，用麻仁丸有缓通之效，继用则无效，用泄下药只能求通于一时，并见食纳减少，腹胀，神疲懒言，口淡，舌质淡，脉弱无力。此时大便虽秘，但并不干结，也无燥渴之苦，实属气虚无力运送所致。药用补中益气汤原方，10余剂后，排便困难逐渐减轻，自后每2日可大便1次。

按：患者以长期便秘为主症，但其始大便干结，其后则大便已转变为不干结而便软，这一转变则提示着证候已有转化。因此其后之大便秘与其始之大便秘，在症状特点上有干结与不干结的区别，在病机上则反映出实与虚的转化，所以仍守开始的治疗方法难以取得预期的效果。

（3）从预兆性症状进行分析：在疾病的转折关头，必然有一两个症状首先出现，其他症状都随着这种有预兆性症状的出现而出现，这种症状也能反映出疾病即将转化的主要矛盾，因此可将其视之为主症。前人已经摸索出一些有预兆性的症状和体征作为判断某些病症转变的标准，如外感伤寒后期，随人身阴阳消长不同或转为阳证，或陷入阴证，转阳则先见发热，入阴则先见肢厥，这就可以"热""厥"两症作为主症。温病在确定卫、气、营、血4个发展阶段的前提下，当病变深入一层，首先舌苔就发生预兆性变化，如舌苔黄白相兼为热在气分；舌现绛色为热入血分，其他症状都是随着舌苔的变化而变化的，故温病在发展过程中，也就可以这种舌苔变化为主症。

验案举例：陈某，男，46岁。患舌上淋巴瘤已1年，舌体逐渐凸肿，红绛无苔，转动不灵，进食困难，双颊也感胀痛，有时痛引头部两侧，妨碍睡眠，深以为苦，并有心烦口渴、尿黄赤等症。予导赤散加夏枯草、天葵子、紫草、浙贝母等凉血清热、软坚散结之品，连服50多日，舌上肿处逐渐缩小，转动较灵活，头项部痛缓解，舌色也由红转为淡红。继续用药后，渐见食欲减退，脘胀不适。予酵母片、保和丸之类，仍腹胀食少，而且胀满以午后及上半夜为甚，此血热已尽、中寒复起之候，改用理中汤少加桂枝。3剂而食纳转佳，5剂而胀满全消，随之以异功散加生地黄、丹参善其后。

按：本病先因舌色红绛而辨为心火血热之证，在凉血清心的治疗过程中，病症已有明显减轻，但舌质也由红绛转为淡红，当时未注意其可能出现病症由热转化为寒的预兆性，仍守已效之方，致使患者病症由实热完全转化为虚寒，经改清心凉血为温中散寒，竟收全功。

3. 从真假同异辨主症

凡病情隐蔽，所出现的证候往往表里不一，存在真与假、同与异的区别，这时主症不明显突出，必须深入细致地进行审辨，不可只注意外表现象。如"阴盛格阳"，外虽有身热、面赤等症，但有肢冷、下利清水等症为异，病的本质是阴寒极盛。"阳盛格阴"，外虽有恶寒肢冷等症，也有苔黄口渴等症为异，病的本质是阳热内郁。两证撇开假象，只有单方面的寒与热，与寒热夹杂证之寒与热同时存在有着本质上的不同。阴寒极盛，一与温补，内寒除而假热证自罢；阳热内郁，一投清泄，内热除则假寒证自已。因此辨别病症的真假与同异，要去假存真，同中辨异，以其真者、异者为主症，可从以下两方面进行分析。

（1）从症与症之间的关系进行分析：疾病通过症状表现出来，症状与症状之间就体现出真与假、同与异的关系，对这些关系进行分析，就能确定谁是主症，谁是次症。例如怔忡属心，肝阳上亢则怔忡而目赤眩晕；狂妄神昏属心，胃热上攻则谵语狂妄而便结腹满痛；腹胀属脾，肺病累脾则腹胀而喘咳气逆；咳喘属肺，肾气上冲则咳喘而少腹逆冲、动则为甚；浮肿属肾，脾虚湿胜则浮肿而腹胀食少；呕吐属胃，肝胃失调则呕恶而胁痛嗳气；便秘属大肠，肺气不降则便秘而咳喘气逆；泄泻属大肠，肺热下迫则泄泻而后重灼热；小便涩痛属膀胱，心火下注则小便涩痛而口舌生疮烂痛。

验案举例：张某某，女。胆囊炎反复发作，发则剧痛难忍，口苦，尿黄，呕吐不适，苔黄。每次发作经用四逆散加郁金、栀子、火硝、鸡内金、川楝子、茵陈等疏肝利胆之品，即可逐渐缓解。一次剧痛月余，肢冷脉细，倦怠乏力，予吴茱萸汤加味，痛益剧，更感困倦，改用四逆散合大黄牡丹皮汤。2剂后痛减，手足渐温，脉转弦象，诸症随之消退，1周后即平复如常。

按：患者于胁痛口苦、尿黄苔黄等热证中出现肢冷脉细等"寒"象，这一寒象虽然与虚寒之证类同，但毕竟有与热证同时存在的差异，因此不能简单地判断为虚寒证。其"寒"象乃由痛久入络，络阻血瘀，阴阳气不相顺接所致，乃假寒而非真寒，其病机的本质是热证。因此，用温中散寒之药而痛益剧，用理气解郁、凉血泄热之品则痛得减而手足渐温，病情也随之好转。

（2）从症状本身的特点进行分析：虽然症状出现可能错综复杂，但某些症状本身的特点也可能反映出疾病的主要矛盾从而成为主症。如发热：发热而汗出即解者为伤寒，汗出而热不退者为温病。恶寒：恶寒而覆被向火不解者为外感，得温暖即止者为内伤。肢体痛：汗出即解者为外感，劳则更甚者为内伤。发黄：眼目及爪甲俱黄者为湿郁发黄，黄而不及耳目者为血虚发黄。盗汗：汗出身冷者为阳虚，烦热汗出者为阴虚。眩晕：眩晕而闭目仍转运不已者为风疾，静养即止者为气虚。耳鸣：先轻后重、按之不止者为痰火，先重后轻、按之可止者为气虚。腹痛：喜温喜按者为寒痛，灼热拒按者为热痛。口渴：渴而喜饮为热证，先渴却呕为痰饮。泄泻：清稀如水为寒泻，腥臭灼热为热泻。便秘：便秘而脐腹冷痛、绵绵不绝者为冷秘，便秘而潮热、大腹硬满者为热秘。

验案举例：左某某，男，39岁。素有结核病，体质较弱，常多咳嗽、心悸、失眠之患。一次因开会外出，途中感冒后，上述诸症也相继出现，某医院诊断为支气管炎、神经衰弱。住院半个月，出院后仍精神不振，食纳不佳，日渐消瘦，自觉手心热，失眠，盗汗，又疑为结核病复发，用异烟肼、链霉素也无效。就诊时自诉有时仍项强不适，增衣则觉烦热，去衣则感怯寒，苔白，脉微数。此证仍为表邪未罢，因初感时失于疏散外邪，而是见咳即止咳，见失眠即安神。宜与柴葛解肌汤加减，3剂后全身汗出，精神清爽，饮食起居也逐渐恢复正常。

按：患者手心热、纳差、失眠、盗汗等内证杂见，但经对症治疗却难以见效，其乃忽视寒热外证之轻微者的缘故。如果熟悉感冒轻证的症状特点，一见患者有增衣则烦热，去衣则怯寒的特征性表现，即知为表证未罢，及时疏散外邪，则可使患者早日康复。

以上介绍欧阳锜老师主症辨证法，并以欧阳锜老师临证医案为例，以期更能说明欧阳锜老师辨别主症的思维特点和分析方法。中医临证，无疑应以中医理论为指导，但理论有一个系统化、规范化的问题。欧阳锜老师主症辨证法，提出辨轻重缓急、先后因果、真假同异，使前人辨别疑难杂症的理论更加系统完整。在逻辑推理方面，提出主症决定和影响次症的存在与发展的观点，使确定主症有规可循。故临证时，能执简驭繁，进行有条不紊的分析，从而作出正确的诊断和治疗。

第九章 病证结合临床科研设计及其实践

病证结合是中医传统乃至现代临床的基本模式。从一定意义上来说，在临床科研设计如何正确认识和处理病证关系，应当是中医及中西医结合临床及其科研设计中能否体现中医特色十分重要和关键的一环。从目前中医临床科研和中药新药临床评价研究趋势来看，绝大多数适应病证以西医疾病为主体，适当结合该病的证候，这无论与中医传统或现代临床模式均有较大距离，不利于中医临床特色的发挥，并且有可能不同程度地影响中医临床的有效性和安全性。导致上述问题的主要原因，是对中医病、证、症的概念及其相互关系和中医临床诊疗模式缺乏全面、深刻的理解，以及中医临床科研和中药新药临床评价，临床试验设计、总结等主要借鉴西医以病为主体的临床研究方法，对具有中医特色的以证或症为适应主体的研究方法，亦即中医药病证结合临床科研方法缺乏必要的探讨和共识。从理论及方法学角度认识病、证、症的概念及其相互关系，探索中医临床和科研模式及思路，无论对于中医临床、科研和中药新药临床评价开发思路的拓展，以及建立具有中医药特色的中医临床科研和中药新药临床评价研究体系，促进中医学术与临床的发展，均不无裨益。

病证结合理论思考

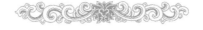

朱克俭先生在较为全面地继承欧阳锜老师病证结合学术经验的基础上，进而认为病、证、症是以机体内在病理变化为本质的不同的表现和认识形式。疾病的概念应有广义与狭义之分。广义的疾病，是机体健康状态受到损害，发生病变的总称，除了具备导致患者就诊的主要病、证和症状体征外，还可能包含合并病症、医源或药源性病症、患者体质及异常生理心理、社会适应状态，甚至地域、季节气候等所致混杂或不典型病症。而狭义的即具体的疾病是在一定病因作用下，人体特定脏器和组织气血阴阳失调或虚损紊乱发生、发展、转归的特殊的有一定规律病理演变过程。证候的概念也有广义与狭义的区别。广义的证候是中医对人体病变的一种宏观的认识形式，即在病因、体质、环境、既往病史等综合作用下，机体整体或局部气血阴阳失调，从病因、病位、病性及其动态变化不同角度反映内在病变的具有内在联系的一组症状群。狭义的证候是具体疾病演变过程中所处一定阶段的病因、病位、病性及其发展趋势各阶段本质的综合反映。我们一般所述的病证，均是指狭义的病和证。临床及科研过程中，广义的病和证是临床客观存在的，而狭义的病及其主要和常见证候在临床和科研过程中则必须通过辨析，排除不同种类的混杂或干扰才能确定。症状是患者自身感觉到的异常变化及医者通过四诊获得的异常体征，是疾病和证候的本质反映、外在表现和影响患者工作及生活质量的直接因素。由于历史条件的限制，中医传统四诊主要依赖于人体感官，现代中医临床广泛应用的各种西医检验、窥镜及影像学等检查方法可以看作是人体感官的延伸，各种检查结果是医者借助各种现代工具获得的生理病理信息，也属于疾病发生、发展、变化及转归各阶段本质的反映。从这种意义上来说，也可以理解为是疾病及其各阶段证候的"症状"或"体征"。

病、证、症三者均统一在人体病变的基础之中，每种疾病都有其基本症状，但病在各个阶段是以证候表现出来的；证候是由从不同角度和方面反映疾病一定阶段主要本质（病因、病机、病位、病势）具有内在联系的症状、体征（包括舌脉）组合所组成，是病在此阶段及一定条件下的表现形式。病与证的区别在于，任何一种具体的疾病均是人体内外环境动态平衡失调所表现出来的病变全过程，是由疾病的特殊本质决定的，病的特殊本质贯穿于疾病全过程的始终；证候是疾病所处某一阶段多种因素综合作用所致主要本质的反映，是病在这一阶段的主要表现形式，但又主要由病的特殊本质变化决定。病与病、病与证、证与证之间，常常表现出纵横两方面的联系，纵向是由疾病的特殊本质所决定的，梯次表现出疾病发生、发展、变化等全过程的不同阶段；横向多因合并病症、体质、治疗经过和发病时节及地域性等而异。因此，以广义病、证患者作为诊疗或研究对象，针对狭义即具体病证辨治或研究时，如何排除多种干扰因素对疗效和研究结果的干扰，是必须考虑的重要问题。症状是病证本质及其变化的表现形式，每一种或每一类具体病证都有其主要症状及其主症的组合形式。换句话说，典型的症状表现为一组从不同角度、层次反映病证本质即基本或一定阶段主要病因病机、相互之间具有内在联系的症状群。病与病、证与证之间的发生，加重、恶化或减轻、消除，主要通过症状的变化反映于临床。症状的性质及其特点与病、证病因病机息息相关，即同一症状出现于不同疾病或证候，其特点多有所不同。

应当注意的是，由于广义病、证的客观存在，贯穿发生、发展、转归全过程的具体或狭义疾病的基本病因病机与其发展一定阶段的证的主要病因病机可能一致，也可能不一致。当二者一致时，病与证的疗效实际上是一致的；但二者不一致时，病与证的疗效就可能不一致。换句话说，也就是单纯强调辨证论治有时可以治愈疾病，而有时却只能缓解症状或延缓病情发展。如恶性肿瘤的基本病因病机为癌毒积聚，治疗的基本原则为解毒散结。及至晚期，出现一派脏腑气血阴阳虚损之证。辨证论治，虚者补之，疗效主要体现为改善患者生存质量，延长生存期。主要原因是恶性肿瘤晚期之虚证，乃因癌毒迅速增长，耗损正气，因实致虚。补之虽能扶正，但癌毒不除，病终难愈。这可能是一些治疗方法或药物主要疗效表现在证候改善的深层次原因。

有关疾病和证候的广义与狭义认识同时提醒我们，临床上即使是同一疾病出现的证，既可能是该疾病一定阶段的主要或（及）常见证候，也可能是与其他病因、体质、环境、合并病症等相关甚至起主导地位的证候。临床辨证论治，应强调三因制宜。而对于试验因素必须相对固定或其他因素组间应均衡的临床科研，后者可能不同程度地干扰临床评价结果。这提示临床科研设计方案中受试者选择标准、随机分组、效应指标选择、数据分析处理、质量控制措施等相关内容制定时，必须充分考虑排除各种可能的干扰因素所导致偏倚的重要性。

病证结合临床科研设计的基本思路

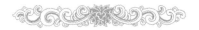

之所以说临床前研究开始时只能对中医临床科研和中药新药临床评价的适应病症（证）和临床试验观察主体进行择定，是因为适应病症（证）的确定也是临床试验的主要目的之一。这一点在既往的中医临床科研和中药新药临床评价、临床试验方案设计中并没有引起足够的重视。事实上，唯有根据不同适应主体新药设计临床试验方案，通过临床研究、验证和进一步明确所研究新药的适应病症（证），才能在更深层次科学地评价其疗效和安全性，并最终使其在临床应用中扬长避短。

以病为观察主体的中医临床科研和中药新药临床评价，如果择药组方有明显的证候偏重，证候单一者应纳入相近的证候，两证或数证相兼者则应同时纳入相兼证候中证候单一的病例。在不侵害受试对象权益和患者知情同意的条件下，可以考虑纳入小样本的与该新药主治证候相反证候的病例，以从不同角度证实所选择证候的准确性或发现其新的适应证候，并提出该药的禁忌证。各证候观察的例数应符合统计学要求和多中心临床观察的要求。分组方法可采用以证候为依据的分层或区组随机方法，以保证试验组与对照组证候分布的均衡性。在结果分析中，除一般对病证疗效综合分析和主要观察指标、疗效特点和安全性分析外，还应对不同证候病证综合疗效、症状和指标疗效、证候积分变化与主要检测指标疗效、证候与不良反应相关性进行分析比较。

病与证是人体在病因作用下的病理变化及其过程或阶段，两者无论从本质或临床上都无法分割。以证为观察主体的中医临床科研和中药新药临床评价，从理论上而言应纳入可出现该证候的全部病种，但从临床试验的工作量、时间和经费考虑，实际上这是无法做到的。因此，在制订了辨证标准后，还应选择纳入病种。纳入病种的选择主要依据新药处方临床经验和文献，即前期临床应用疗效较好且所观察证候为常见证候的病种，所纳入的病种一般不宜超过3～5种。如果不同纳入病种的主要临床表现差别较大，应根据不同病种的临床特点分别制定辨证标准以提高其可操作性。不同纳入观察病种的例数应符合统计学要求和多中心临床观察的要求。分组方法应采用以病种为依据的分层或区组随机方法。主要观察指标除应列入证候的主要症状（含舌脉）并制订操作性强的分级记分标准外，各病种的实验检测指标均应逐一选择。结果分析，要注意对不同病种的证、病综合疗效、症状和指标疗效，不同观察时限证候积分变化与纳入观察各病种主要疗效指标变化、病种与不良反应相关性进行分析比较。

对症处理药物，是临床上迫切需要且需要量很大的药物。由于疗效评价的客观性难以掌握和在临床研究中无法处理好病或（及）证的关系，这一类中医临床科研和中药新药临床评价的研究还很少有人涉足。从一定意义上来说，这也是目前社会上不少人认为中成药起效不快，只能治疗慢性病和用于病后调理的重要原因之一。对症处理药物的病例选择，当然首先是必须具备所观察的症状。为了评价其对不同证候或（及）不同疾病同一症状的疗效以明确其适应证，有必要在病例选择时对证候和病种进行限定。除组方择药有明显的证候偏重外，对症处理新药的纳入证候一般只要求进行寒热、虚实等性质的分类辨证。而纳入病种应根据临床经验选择，以选择所观察症状为常见表现，且该症常常直接影响患者工作与生活的病种。各纳入观察证候和病种的例数可根据中医临床科研和中药新药临床评价技术要求、统计学要求和多中心临床观察要求确定。分组方法可采用以证类为依据的分层或区组随机方法。观察指标设计中尤其应以所观察症状为核心。从该症程度、部位、持续时间、发作频次、对生活工作影响大小、伴随症状等不同方面分别制定详细而又可操作的分级计分标准和疗效评价标准，以评价新药的作用强度及其特点。并以症状起效时间、消失时间或同时点症状缓解消失率，评价新药的作用速度。同时对纳入观察的证候和病种也应设计相应的疗效和安全性观察指标与疗效评价指标。结果分析，要以评价对所观察症状的疗效及安全性为主。并通过不同寒热虚实证类、不同病种症状疗效和不良反应比较分析，以及所观察症状积分与各寒热虚实证类主症积分变化或各病种主要疗效检测指标变化、不良反应与寒热虚实证类或病种等的相关性分析，探讨该药对症处理的特点，以明确其应用范围。

病证结合评价丹夏脂肝方治疗非酒精性脂肪性肝病疗效的临床研究

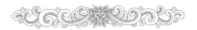

非酒精性脂肪性肝病是指在无酒精摄入的情况下发生的肝脏脂肪（主要是三酰甘油）的异位堆积超过肝脏组织的 5%，其病变主体在肝小叶，以肝细胞弥漫性脂肪变性为主要病理改变。本病是一种全身性代谢紊乱综合征，因生活方式和饮食结构改变，肥胖、血脂紊乱、Ⅱ型糖尿病等逐渐增加，使非酒精性脂肪性肝病已成为一类全球公共健康问题。我国脂肪肝发病率逐年上升，高达 13.0%～35.5%，其中非酒精性脂肪性肝病占 92.44%。为了评价治疗非酒精性脂肪性肝病专方丹夏脂肝方的临床疗效，我们按照以病为纲、病证结合的思路，采用随机、阳性药物平行对照、双盲观察设计方案，对丹夏脂肝方治疗非酒精性脂肪性肝病效应进行了研究。

1. 研究方案

（1）诊断与辨证标准

1）非酒精性脂肪性肝病诊断标准：参照中华医学会肝病学分会非酒精性脂肪性肝病和酒精性肝病学组 2010 年修订版的《中国非酒精性脂肪性肝病诊疗指南》：①无饮酒史或饮酒折合乙醇量＜140g/周（女性＜70g/周）。②除外病毒性肝炎、药物性肝病、全胃肠外营养、肝豆状核变性、自身免疫性肝病等可导致非酒精性脂肪性肝病的特定疾病。③肝活检组织学改变符合脂肪性肝病的病理学诊断标准。

2）湿浊瘀结证辨证标准：参考《中药新药治疗寒湿困脾、湿热蕴脾的临床研究指导原则》、《中药新药治疗胁痛的临床研究指导原则·肝气郁结证、瘀血停着证》制定。

湿浊主症：①脘腹胀满或食后腹胀。②便溏或黏滞不畅。③食欲不振。④形体肥胖。⑤舌苔腻。

瘀结主症：①胁肋胀痛或窜痛或胀满不适。②恶心嗳气。③肝脾肿大。④舌色紫红或有瘀点、瘀斑。⑤脉象濡或涩。以上湿浊、瘀结各见两症及以上即可辨证。

（2）纳入与排除标准

1）纳入标准：①符合非酒精性脂肪性肝病诊断标准和 B 超病情分级

轻、中度标准，并符合湿浊瘀结证诊断标准。②年龄 18 岁以上、65 岁以下。③知情同意并自愿签署相关文件。

2）排除标准：①重度非酒精性脂肪性肝病，酒精、皮质激素、药物或毒物损伤、营养不良、糖尿病、慢性心力衰竭及妊娠所致非酒精性脂肪性肝病。②合并病毒性肝炎、肝硬化、肝实体肿瘤，以及局灶性非酒精性脂肪性肝病不能排除再生结节、血管瘤或转移瘤者。③合并心、肺、肾等重要脏器严重器质性疾病或造血系统严重原发性疾病、精神病患者。④妊娠或准备妊娠妇女，哺乳期妇女。⑤过敏体质及对多种药物过敏者。

（3）治疗方法

1）治疗组：丹夏脂肝方（处方：丹参、半夏、柴胡、茯苓、陈皮、香附、莱菔子、山楂。由湖南省中医药研究院附属医院制剂室制成胶囊，批号 20120301），每次 5 粒，每日 2 次；模拟脂肝消胶囊，每次 5 粒，每日 2 次。均饭后半小时口服。

2）对照组：强肝胶囊（处方：茵陈、板蓝根、当归、白芍、丹参、郁金、黄芪、党参、泽泻、黄精、地黄、山药、山楂、神曲、秦艽、甘草。石家庄东方药业有限公司生产，批号 20120502），每次 5 粒，每日 2 次。均饭后半小时口服。两组均以 3 个月为一疗程。

（4）疗效评价指标

1）相关症状与体征：按照症状与体征的重、中、轻、治疗前无或治疗后消失分别记 6、4、2、0 分。

2）肝功能：ALT、AST、TB、CB、TP、A、A/G、γ-GT；肝、脾脏 B 超、CT 检查；血脂 TC、TG。

（5）疗效评价标准

1）非酒精性脂肪性肝病疗效评定标准：临床治愈：临床症状消失，肝大者肝脏回缩至正常，肝功能及血脂异常者恢复正常，B 超、CT 复查脂肪肝特征消失；显效：临床症状基本消失，肝大者肝脏回缩，右前斜径缩短 10mm 以上，肝功能异常者恢复正常，血脂异常者明显下降（总胆固醇≥15％或三酰甘油≥30％），脂肪肝 B 超、CT 病情分级减少 1 级及以上；有效：临床症状明显改善，肝大者肝脏有所回缩，但右前斜径缩短不超过 10mm，肝功能异常者复查基本正常，血脂异常者有所下降（总胆固醇≥10％或三酰甘油≥20％）；无效：达不到有效标准者。

2）证候疗效评定标准：临床痊愈：症状、体征消失或基本消失，证候积分减少≥95％；显效：症状、体征明显改善，证候积分减少≥70％；有效：症状、体征均有好转，证候积分减少≥30％；无效：症状、体征均无明显改善，甚或加重，证候积分减少不足 30％。

（6）统计学方法

采用 SAS 统计分析软件进行分析。$P \leq 0.05$ 将被认为所检验的差别有统计意义。计量资料采用 t 检验，方差相齐者用 t 检验，方差不齐者用校正 t 检验（t' 检验）。组内用药前后比较，采用配对 t 检验。计数及等级资料组间比较采用秩和检验（两组比较采用 WILCOXON 法）。计数资料采用 X^2 检验。相关性分析采用秩相关、简单相关分析。等级资料用 Spearman 秩相关系数，计量资料用 Pearson 简单相关系数。

2. 结果与分析

（1）临床资料：纳入观察 210 例，按照完全随机分组法分为治疗组和对照组各 105 例。观察过程中治疗组脱落 6 例，对照组脱落 1 例。治疗组完成 99 例中男 69 例、女 30 例，平均年龄（43.38±9.75）岁，平均体重（79.93±10.94）kg，平均身高（167.88±7.80）cm，平均收缩压（125.98±10.96）mmHg，平均舒张压（80.57±6.33）mmHg，病程（3.15±3.74）年；对照组完成 104 例中男 80 例、女 24 例，平均年龄（44.49±9.80）岁，平均体重（81.44±9.51）kg，平均身高（168.50±7.74）cm，平均收缩压（123.69±15.27）mmHg，平均舒张压（80.97±7.30）mmHg，病程（3.25±2.60）年。治疗前两组在年龄、性别、体重、身高、血压、病程等资料方面差异均无统计学意义（$P>0.05$），提示两组病例基线分布均衡，组间可比性良好。

（2）病、证、症疗效评价

1）非酒精性脂肪性肝病综合疗效：治疗组的治疗非酒精性脂肪性肝病的显效率为 40.82%，有效率为 81.63%，而对照组分别为 25.00% 与 62.50%，两组比较差异有统计学意义（$P<0.05$）（表 9-1）。

表 9-1　　　丹夏脂肝方治疗非酒精性脂肪性肝病综合疗效评价结果

组别	例数（例）	临床治愈（例）	显效（例）	有效（例）	无效（例）	显效（%）	有效（%）	P 值
治疗组	98	13	27	40	18	40.82	81.63	0.0028
对照组	104	11	15	39	39	25.00	62.50	

2）证候疗效评价：用药后治疗组与对照组中医证候均有一定疗效，治疗组显效率、有效率分别为 51.02% 和 91.84%，对照组显效率、有效率分别为 38.46% 和 77.88%，两组间疗效比较差异有统计学意义（$P<0.05$）（表 9-2）。

表 9‐2　丹夏脂肝方治疗非酒精性脂肪性肝病湿浊瘀结证疗效评价结果

组别	例数 （例）	临床控制 （例）	显效 （例）	有效 （例）	无效 （例）	显效 （%）	有效 （%）	统计量	P 值
治疗组	98	16	34	40	8	51.02	91.84	−2.30	0.0217
对照组	104	14	26	41	23	38.46	77.88		

3）主要症状积分改善情况：用药后，治疗组与对照组的症状均得到一定程度上的改善，其中治疗组改善胁肋疼痛、脘腹胀满、肝脾大、形体肥胖等症作用优于对照组，差异有统计学意义（$P<0.05$）（表 9‐3）。

表 9‐3　丹夏脂肝方临床试验病例治疗前与治疗后积分变化结果分析（$X\pm SD$）

项目	组别	例数 （例）	治疗前	治疗后	前后差值	统计量	P 值	统计量	P 值
胁肋 疼痛	治疗组	98	1.04±1.56	0.47±0.94	1.47±1.45	10.02	<0.0001	2.40	0.0175
	对照组	104	1.60±1.32	0.58±0.99	1.02±1.21	8.56	<0.0001		
脘腹 胀满	治疗组	98	2.90±1.50	0.82±1.07	2.08±1.57	13.12	<0.0001	2.28	0.0234
	对照组	104	2.62±1.74	1.04±1.31	1.58±1.57	10.25	<0.0001		
恶心 嗳气	治疗组	98	1.08±1.47	0.14±0.50	0.94±1.32	7.03	<0.0001	0.95	0.3453
	对照组	104	0.92±1.30	0.15±0.54	0.77±1.22	6.41	<0.0001		
食欲 不振	治疗组	98	0.95±1.27	0.27±0.74	0.68±1.09	6.21	<0.0001	0.90	0.3691
	对照组	104	0.76±1.20	0.21±0.62	0.55±1.05	5.32	<0.0001		
大便 不爽	治疗组	98	1.57±1.35	0.32±0.73	1.26±1.29	9.60	<0.0001	1.71	0.0891
	对照组	104	1.46±1.48	0.52±0.97	0.94±1.31	7.36	<0.0001		
肝脾 大	治疗组	98	1.33±1.55	0.76±1.02	0.57±1.11	5.09	<0.0001	2.49	0.0138
	对照组	104	0.93±1.27	0.69±1.07	0.24±0.76	3.26	0.0016		
形体 肥胖	治疗组	98	2.85±1.26	2.18±1.49	0.66±1.02	6.41	<0.000	2.34	0.0203
	对照组	104	2.88±1.33	2.54±1.43	0.35±0.90	3.92	0.0002		

（3）治疗组主要疗效观察指标用药前后变化及其相关性分析

1）病、证疗效相关性分析结果（表 9‐4）。

表 9‐4　丹夏脂肝方组病证疗效相关性分析　　（$n=98$）

组别	临床控制 （例）	显效 （例）	有效 （例）	无效 （例）	显效 （%）	有效 （%）	相关系数	P 值
疾病疗效	13	27	40	18	40.82	81.63	0.5681	<0.0001
证候疗效	16	34	40	8	51.02	91.84		

2）治疗前后中医证候积分与肝脾 CT 比值变化及其相关性（表 9-5）。

表 9-5　　丹夏脂肝方组肝脾 CT 比值变化与中医证候积分
治疗前后变化的相关性分析　　　　（$n=98$）

	治疗前	治疗后	差值	相关系数	P 值
中医证候积分	11.87±4.95	5.32±3.62	6.54±4.57	0.2738	0.0218
肝脾 CT 比值	0.69±0.24	0.80±0.23	0.11±0.19		

注：①中医证候积分：治疗组用药前后比较，$T=15.93$，$P<0.0001$；与对照组组间比较：治疗前 $T=2.08$，$P=0.0383$；治疗后 $T=-1.58$，$P=0.1153$；差值 $T=3.58$，$P=0.0004$。②肝脾 CT 比值：治疗组用药前后，$T=-3.42$，$P=0.0015$；与对照组组间比较：治疗前 $T=-0.63$，$P=0.5331$；治疗后 $T=-1.02$，$P=0.3133$；差值 $T=0.50$，$P=0.6151$。

3）治疗前后肝功能指标与中医证候积分变化及其相关性（表 9-6）。

表 9-6　　丹夏脂肝方组 ALT 与中医证候积分治疗前后
变化及其相关性分析　　　　（$n=98$）

指标	治疗前	治疗后	差值	相关系数	P 值
证候积分	11.87±4.95	5.32±3.62	6.54±4.57		
ALT	59.18±36.45	41.79±22.20	17.40±33.30	0.1758	0.0123
AST	42.06±20.32	32.84±12.76	9.22±19.09	0.0915	0.1953
A/G	1.59±0.32	1.63±0.42	-0.04±0.50	0.1878	0.0074
总胆红素	13.38±5.35	12.38±4.10	1.00±5.30	0.2107	0.0026
结合胆红素	5.50±3.20	4.80±2.33	0.70±2.78	0.1432	0.0419
谷氨酰转肽酶	58.47±36.63	49.96±30.87	8.50±29.40	0.1140	0.1264

注：治疗前后比较：①ALT：$T=5.44$，$P<0.0001$。②AST：$T=499$，$P<0.0001$。③A/G：$T=-0.81$，$P=0.4185$。④总胆红素：$T=2.18$，$P=0.0320$。⑤结合胆红素：$T=3.83$，$P=0.0002$。⑥谷氨酰转肽酶：$T=2.73$，$P=0.0075$。

4）治疗前后血脂与中医证候积分的相关性（表 9-7）。

表 9-7　　丹夏脂肝方临床研究 TC 与中医证候积分相关性分析　　（$n=98$）

	治疗前	治疗后	差值	相关系数	P 值
证候积分	11.87±4.95	5.32±3.62	6.54±4.57		
血胆固醇	5.61±1.34	5.36±1.09	0.24±0.97	0.0079	0.9103
血清三酰甘油	3.14±2.06	2.71±1.97	0.44±1.62	0.0124	0.8610

注：治疗前后比较：①血清胆固醇：$T=2.43$，$P=0.0168$。②血清三酰甘油：$T=3.20$，$P=0.0019$。

非酒精性脂肪性肝病属于中医的"积聚""痰浊""瘀血""胁痛"等范畴。非酒精性脂肪性肝病之发病，多由过食肥甘之品，内酿湿邪痰浊，壅滞肝脾，肝脾气机失调，血行不畅所致非酒精性脂肪性肝病之发病，故其治宜利湿降浊，疏肝化瘀，祛除肝脾壅滞之湿，疏畅经络郁滞之气血，使清阳当升则升，浊阴当降则降，脏腑气机升降复常，则诸症乃愈，丹夏脂肝方处方即遵上法择药组方而成。

临床研究表明，丹夏脂肝方治疗非酒精性脂肪性肝病有较好的临床疗效，总显效率、总有效率分别为 40.82% 和 62.50%，中医证候的显效率与有效率为 51.02% 和 91.84%，高于对照组的 38.46% 和 77.88%（$P<0.05$）。用药后中医证候积分显著降低（$P<0.05$）。病证主要症状经治疗后积分均有明显下降（$P<0.05$），对于胁肋胀痛、脘腹胀满、肝脾大、形体肥胖等症，治疗组的改善作用与对照组比较更为明显（$P<0.05$）。丹夏脂肝方也有不同程度改善非酒精性脂肪性肝病患者肝功能及血脂作用（$P<0.05$），与影像学检查结果同步。

病证结合是中医学的重要原则之一，在中医证候规范化研究中占重要地位，探讨中医证候量化指标与西医疾病各项指标间的相关性，即西医疾病与中医证候本质上的一致性，不仅能为临床研究和实践中应用中医辨证论治基本原则和病证结合辨治临床模式的正确性提供必要的依据，而且可为寻找确定证的物质基础及辨证客观指标研究提供一定思路和基础。本研究疗效观察指标间相关性分析结果发现，丹夏脂肝方组病、证疗效，中医证候积分与非酒精性脂肪性肝病的主要影像学评价指标肝脾 CT 比值，以及多数肝功能指标的改善具有显著相关性（$P<0.05$），与血脂变化无相关性（$P>0.05$）。提示该药主要作用可能与改善肝细胞弥漫性脂肪变性有关，而不是调整人体脂质代谢，从而为丹夏脂肝方的目标适应病证的确定提供了依据。同时，也说明病证结合应用该方的必要性和重要性。

病证结合评价丹枣口服液治疗冠心病心绞痛疗效及其相关性研究

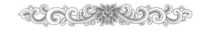

冠心病心绞痛属于中医"胸痹""心痛"范畴。一般认为，该病以气滞、血瘀、痰浊为标，脏腑功能虚损、阴阳气血失调为本。作者采用分层区组随机、阳性药物（通脉口服液）平行对照、双盲观察的研究设计方案，对丹枣口服液治疗气滞血瘀型冠心病心绞痛的病、证疗效及其相关性进行了观察分析。

1. 资料与方法

（1）一般资料：纳入观察 115 例，均来自观察单位住院病例。采用分层区组随机方法分为两组。治疗组 86 例中男 35 例、女 51 例；平均年龄（56.51 ± 9.35）岁；病程平均（29.41 ± 47.78）个月。对照组 29 例中男 15 例、女 14 例；平均年龄（55.38 ± 9.88）岁；病程平均（41.71 ± 55.47）个月。两组性别、年龄、病程等资料经统计学处理差异无统计学意义（$P > 0.05$）。

（2）病例选择标准

1）诊断标准：冠心病心绞痛西医诊断与病情分级标准：冠心病心绞痛诊断标准参照国际心脏病学会和协会及世界卫生组织临床命名标准化联合专题组报告《缺血性心脏病的命名及诊断标准》相关内容制定。

病情分级标准参照中西医结合治疗冠心病心绞痛及心律失常座谈会《冠心病心绞痛及心电图疗效评定标准》制定。轻度：有较典型心绞痛发作，每次持续数分钟，每周至少发作 2～3 次，或每日发作 1～3 次，但疼痛不重，有时需服硝酸甘油。中度：每日有多次较典型心绞痛发作，每次持续时间几分钟到 10 分钟，疼痛较重，一般需要含服硝酸甘油。重度：每日有数次典型心绞痛发作，因而影响日常生活活动（例如大便、穿衣等），每次发作持续时间较长，需多次含服硝酸甘油。

2）中医诊断与辨证标准：参照《中药新药临床研究指导原则·中药新药治疗冠心病心绞痛的临床研究指导原则（试行）》及相关内容制定。中医辨证为气滞血瘀型。①胸痹中医诊断标准：a. 胸部闷痛，甚至胸痛彻背；b. 轻者仅感胸闷憋气，呼吸不畅；c. 心电图检查有缺血性改变或运动试验阳性。②气滞血瘀证辨证标准：主症：胸痛；次症：胸闷，胸胁胀满，心悸，唇舌紫暗，脉涩。以上主症，参见次症 1 项或（及）以上，结合舌脉即可辨证。

3）纳入与排除标准：①病例纳入标准：a. 符合中医胸痹、气滞血瘀证，西医冠心病稳定型劳累性心绞痛诊断标准，心电图表现符合冠心病心绞痛特点。若兼有其他病症，必须以上述疾病为就诊病因和第一诊断；b. 病情分度为轻度者，心绞痛每周发作 1 次及以上，每次发作持续时间在 3 分钟及以上；c. 年龄在 18 岁以上、70 岁以下；d. 自愿作为受试对象并签署知情同意书。②病例排除标准：a. 经检查证实为冠心病心肌梗死以及其他心脏疾病、重度神经官能症、围绝经期症候群、甲状腺功能亢进症、颈椎病、胆心病、胃及食管反流等所致胸痛者；b. 不稳定性心绞痛；c. 合并中度以上高血压，重度心肺功能不全，重度心律失常，肝、肾、造血系统等严重原发性疾病；d. 精神病患者，或患其他不能正确表达个人意愿者；e. 妊娠或准备妊娠，以及哺乳期妇女；f. 过敏体质或对多种药物过敏者；g. 近4周内使用过对主要脏器有损害作用的药物者；h. 正在或近2周内参加过其他临床试验者。

（3）治疗方法

1）治疗组：丹枣口服液（成分：广枣、桑椹、丹参、红花、山楂。紫光古汉集团衡阳中药有限公司生产，批号20140312），口服，1次10mL，每日3次。

2）对照组：通脉口服液（成分：丹参、川芎、葛根。北京同仁堂科技发展股份有限公司制药厂生产，批号20140703），口服，1次10mL，每日3次。

两组疗程均为4周。观察期间不得服用或使用以观察病、证为适应证的其他中、西药物及其他治疗方法。

（4）疗效观察与评价

1）疗效观察指标：参照《中药新药临床研究指导原则·中药新药治疗冠心病心绞痛的临床研究指导原则（试行）》中相关观测指标选择制定。

心绞痛相关症状体征，包括疼痛发作时间、次数、性质、程度、硝酸酯类服用量等（表9-8）。

气滞血瘀证相关症征及中医舌脉的变化：按以下标准分级计分（表9-9）。

心电图检查。

表9-8　　　　　　　　心绞痛病情轻重分级计分标准

症状	0分	2分	4分	6分
发作次数	治疗前无或治疗后消失	每周1～6次	每日发作1～3次	每日发作4次以上
持续时间	治疗前无或治疗后消失	每次发作痛疼持续时间≤5分钟	每次发作疼痛持续6～9分钟	每次发作疼痛持续≥10分钟
疼痛性质	治疗前无或治疗后消失	轻微疼痛	绞痛较重	刺痛、绞痛，痛处不移

续表

症状	0分	2分	4分	6分
硝酸甘油用量	治疗前无或治疗后消失	每周服1~4片	每周服5~9片	每周服10片以上
疼痛程度	治疗前无或治疗后消失	疼痛不重,发作时经休息即缓解,不影响日常生活,患者多能忍受	绞痛较重,发作时需药物治疗,缓解后可继续正常活动	疼痛严重,发作频繁,影响日常生活活动,患者难以忍受,需要口含硝酸甘油

表9-9　　　　　　　气滞血瘀证相关症征分级计分标准

主要症状	0分	5分	10分	15分
胸痛	治疗前无或治疗后消失	有较典型的心绞痛发作,轻微疼痛,每次持续时间数分钟,每周疼痛至少发作2~3次,或每日发作1~3次,但疼痛不重,有时需要口含硝酸甘油	每日有数次较典型的心绞痛发作,绞痛较重,每次持续几分钟到10分钟,绞痛较重,一般都需要口含硝酸甘油	每日有多次典型的心绞痛发作,刺痛、绞痛,痛处不移,因而影响日常生活活动(例如大便、穿衣等)。每次发作持续时间较长,需多次口含硝酸甘油

次要症状	0分	2分	4分	6分
胸闷	治疗前无或治疗后消失	轻微胸闷	胸闷明显,有时叹息样呼吸	平素不活动也感气短喘促
心悸	治疗前无或治疗后消失	偶有发生,不适感轻微	时有发生,持续时间较长,不适感较明显	经常发生,惕惕而动,难以坚持日常工作
舌质	舌质淡红	舌质紫暗或有瘀斑、瘀点		
脉象	正常	脉细涩或沉涩结代		

2）疗效评价标准：参照《中药新药临床研究指导原则·中药新药治疗冠心病心绞痛的临床研究指导原则（试行）》中疗效判定标准制定。

冠心病心绞痛症状疗效判断标准：①轻度。显效：症状消失或基本消失。有效：疼痛发作次数、程度及持续时间有明显减轻。无效：症状基本与治疗前相同。加重：疼痛发作次数、程度及持续时间有所加重（或达到"中度""重度"的标准）。②中度。显效：症状消失或基本消失。有效：症状减轻到"轻度"的标准。无效：症状基本与治疗前相同。加重：疼痛发作次数、程度及持续时间有所加重（或达到"重度"的标准）。③重度。显效：症状基本消失或减轻到"轻度"的标准。有效：症状减轻到"中度"的标准。无效：症状基本与治疗前相同。加重：疼痛发作次数、程度及持续时间有所加重。

中医证候疗效标准：①显效：临床症状、体征明显改善，证候积分减少≥70％。②有效：临床症状、体征均有好转，证候积分减少≥30％。③无效：临床症状、体征无明显改善，甚或加重，证候积分减少＜30％。④加重：临床症状、体征均有加重。

心电图疗效评定标准：①显效：心电图恢复至"大致正常"即"正常范围"或达到"正常心电图"。②有效：S-T段的降低，以治疗后回升0.05mV以上，但未达正常水平，在主要导联倒置T波变浅（达25％以上者）；或T波由平坦变为直立，房室或室内传导阻滞改善者。③无效：心电图基本与治疗前相同。④加重：S-T段较治疗前降低0.05mV以上，在主要导联倒置T波加深（达25％以上），或直立T波变平坦，平坦T波变倒置，以及出现异位心律、房室传导阻滞或室内传导阻滞。

（5）统计学方法：采用SAS统计分析软件进行计算。$P \leqslant 0.05$将被认为所检验的差异有统计学意义。①计量资料采用t检验，方差相齐者用t检验，方差不齐者用校正t检验（t'检验）。组内用药前后比较，采用配对t检验。②计数及等级资料组间比较采用秩和检验（两组比较采用WILCOXON法），计数资料采用X^2检验。③相关性分析采用秩相关、简单相关分析。等级资料用Spearman秩相关系数，计量资料用Pearson简单相关系数。

2. 结果与分析

（1）病、证疗效

1）冠心病心绞痛疗效综合评价：由表9-10可知，通脉口服液治疗冠心病心绞痛的显效及总有效率分别为55.81％和94.18％，而对照组分别为37.93％和79.31％。治疗组疗效高于对照组，组间差异有统计学意义（$P < 0.05$）。

表 9 - 10　　　　　受试者心绞痛症状综合评价

组别	例数（例）	显效（例）	有效（例）	无效（例）	加重（例）	显效率	总有效率
治疗组	86	48	33	5	0	55.81%	94.18%
对照组	29	11	12	6	0	37.93%	79.31%

注：治疗组与对照组比较（秩和检验）：$Z=1.98$，$P=0.0407$。

2）气滞血瘀证疗效综合评价：表 9 - 11 说明，治疗组对气滞血瘀证的显效率为 38.37%，总有效率为 96.51%。与对照组比较，组件差异无统计学意义（$P>0.05$）。

表 9 - 11　　　　　受试者气滞血瘀证疗效综合评价

组别	例数（例）	显效（例）	有效（例）	无效（例）	加重（例）	显效率	总有效率
治疗组	86	33	50	3	0	38.37%	96.51%
对照组	29	8	17	4	0	27.59%	86.21%

注：治疗组与对照组比较（秩和检验）：$Z=1.54$，$P=0.1227$。

3）心电图疗效评价：由表 9 - 12、表 9 - 13 可知，两药均有一定改善气滞血瘀型冠心病心绞痛患者心电图作用，且作用近似（$P>0.05$）。

表 9 - 12　　　　　受试者心电图疗效综合评价

组别	例数（例）	显效（例）	有效（例）	无效（例）	加重（例）	显效率	总有效率
治疗组	86	9	26	51	0	10.47%	40.70%
对照组	29	3	9	17	0	10.34%	41.37%

注：治疗组与对照组比较（秩和检验）：$Z=-0.05$，$P=0.9618$。

表 9 - 13　　丹枣口服液受试者心电图 ST-T 下移值治疗前后变化

	例数（例）	治疗前	治疗后	差值
治疗组	86	0.1033±0.0637	0.0905±0.0721	0.0128±0.0268
对照组	29	0.1041±0.0679	0.0903±0.0681	0.0138±0.0261

注：组内比较：治疗组：$T=4.42$，$P<0.0001$，对照组：$T=2.85$，$P=0.0082$；组间比较：治疗前：$T=-0.06$，$P=0.9495$，治疗后：$T=0.01$，$P=0.9937$。差值：$T=-0.18$，$P=0.8612$。

（2）病、证、心电图疗效相关性分析

1）病、证疗效与心电图改善相关性分析：由表 9 - 14、表 9 - 15 可知，治疗组、对照组的证、病疗效与心电图疗效 Spearman 相关均有统计学意义（$P<0.05$）。

表 9-14   冠心病心绞痛证候疗效与心电图改善的相关性

组别	疗效	例数（例）	显效（例）	有效（例）	无效（例）	加重（例）
治疗组	证候疗效	86	33	50	3	0
	心电图疗效	86	9	26	51	0
	Spearman 等级秩相关系数＝0.40，P＝0.0001。结论：相关					
对照组	证候疗效	29	8	17	4	0
	心电图疗效	29	3	9	17	0
	Spearman 等级秩相关系数＝0.50，P＝0.0062。结论：相关					
合计	证候疗效	115	41	67	7	0
	心电图疗效	115	12	35	68	0
	Spearman 等级秩相关系数＝0.42，P＜0.0001。结论：相关					

表 9-15   冠心病心绞痛症状疗效与心电图改善的相关性

组别	疗效	例数（例）	显效（例）	有效（例）	无效（例）	加重（例）
治疗组	症状疗效	86	48	33	5	0
	心电图疗效	86	9	26	51	0
	Spearman 等级秩相关系数＝0.36，P＝0.0007。结论：相关					
对照组	症状疗效	29	12	11	6	0
	心电图疗效	29	3	9	17	0
	Spearman 等级秩相关系数＝0.47，P＝0.0110。结论：相关					
合计	症状疗效	115	60	44	11	0
	心电图疗效	115	12	35	68	0
	Spearman 等级秩相关系数＝0.38，P＜0.0001。结论：相关					

2）病、证积分治疗前后变化及其相关性分析：表 9-16 说明，两组病例治疗后证候与疾病积分均有明显下降，心电图 ST-T 下移值有明显改善，与治疗前比较差异均有统计学意义（P＜0.05）。治疗组、对照组的证候积分及心绞痛积分的 Pearson 相关有统计学意义（P＜0.05）。

表 9-16   气滞血瘀证积分与心绞痛积分的相关性

组别	积分	例数（例）	治疗前	治疗后	差值	统计量	P 值
治疗组	血瘀证积分	86	15.40±5.34	5.12±5.15	10.28±5.32	17.90	＜0.0001
	心绞痛积分	86	13.93±5.44	4.88±5.92	9.05±4.03	20.81	＜0.0001
	Pearson 相关系数＝0.84，P＜0.001。结论：相关						

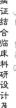

续表

组别	积分	例数（例）	治疗前	治疗后	差值	统计量	P 值
对照组	血瘀证积分	29	16.41±5.70	6.66±4.47	9.76±7.54	6.97	<0.0001
	心绞痛积分	29	15.45±5.90	6.07±4.97	9.38±7.09	7.12	<0.0001
	Pearson 相关系数＝0.90，P<0.001。结论：相关						
合计	血瘀证积分	115	15.65±5.43	5.50±5.01	10.15±5.93	18.36	<0.0001
	心绞痛积分	115	14.31±5.57	5.18±5.70	9.13±4.95	19.78	<0.0001
	Pearson 相关系数＝0.86，P<0.001。结论：相关						

中国传统的病证结合是古代医家创建的一种诊疗模式，概而言之，是指在辨中医之病的基础上，结合辨证施治，其特点是以辨病为主体且贯穿于整个诊疗过程中，但又不忽视辨证的重要性。第一次从真正意义上完善了病证结合治疗理论体系的是东汉名医张仲景。在其巨著《伤寒杂病论》中，大多数篇章被冠之以"某某病脉证并治"，在《金匮要略》部分就提出了百合病、狐惑、阴阳毒、肠痈、肺痈、浸淫疮等 70 余个病名；在诊断上做到脉症合参，既辨病又辨证，治疗上既有专方，又强调视具体辨证而选方择药。其后随着现代科学技术的发展，传统病证结合由于其内在的原因，已不能完全满足时代的要求，现代病证结合即西医辨病、中医辨证应运而生，并成为目前中医及中西医结合临床诊疗的基本模式。在包括中药新药在内的临床研究中，无论适应病证以病为主体、以证为主体或对症处理的中药新药，都必须妥善处理好证与病的关系。只有这样，才能科学地评价其安全性与有效性。因此，一病一证的病证结合也成为中医及中西医结合临床研究一个显著而最为主要的特点。但是，在目前的病证结合临床研究中，研究者一般均分别评价病、证及其相关指标的疗效及变化情况，对于病、证及其相关指标的关联性关注不多。分析病证疗效及其相关指标变化的相关性，有助于了解病、证及其相关指标改善的同步性，掌握药物或治疗方法的目标适应证及其特点。同时，也能够在不同程度上印证中医辨证的重要性和必要性。

近几十年来，冠心病心绞痛一直是中医药研究热点，并取得了较大进展。现代医学认为，冠心病心绞痛患者一般冠状动脉内粥样斑块较大，狭窄严重，当冠脉供血供氧不能满足心肌需血需氧时即发生心绞痛。慢性冠状动脉供血不足患者体表心电图主要表现为变化缓慢的缺血性 ST-T 改变，即 ST 段水平型或下斜型压低，可伴或不伴有 T 波倒置。

丹枣口服液处方由广枣、桑椹、丹参等组成。功能行气活血，养心涵肝。临床常用于中老年人心脑血管疾病患者，症见胸闷心痛、头昏眼花、心烦失眠、口干咽燥等。本次临床结果表明，丹枣口服液对冠心病心绞痛的症状疗效的总显效率为 55.81％，总有效率为 94.18％，与对照组比较差异有统计学意义（P＜0.05）。提示该药改善心绞痛症状作用优于对照药。丹枣口服液能明显降低气滞血瘀型冠心病心绞痛的中医证候积分，对冠心病心绞痛气滞血瘀证的显效率为 38.37％，总有效率为 96.51％。与对照组比较无统计学意义（P＞0.05），提示丹枣口服液与对照药均能有效改善患者的中医证候及其主要症状。丹枣口服液对冠心病心绞痛的心电图改善疗效的总显效率为 10.47％，总有效率为 40.70％，与对照组比较差异无统计学意义（P＞0.05）。

病、证疗效相关性分析结果表明，丹枣口服液及其对照药物对冠心病心绞痛气滞血瘀型的证候疗效与冠心病心绞痛症状疗效经 Spearman 等级秩相关检验后均具有统计学意义（P＜0.05）；丹枣口服液及其对照药物对冠心病心绞痛气滞血瘀型的证候疗效、心绞痛症状疗效与心电图疗效经 Spearman 等级秩相关检验后也具有统计学意义（P＜0.05）。这说明反映冠心病心绞痛疾病特征的心电图指标或相关症状的改善，与中医证候的改善方向是一致的。提示中医的证与西医的病虽然不同，但均能从不同角度反映疾病的本质，心绞痛症状向好的方向转变不仅能在相关的实验室指标中反映出来，且更能通过中医证候表现出来。

证病结合评价裸花紫珠片治疗热（瘀）毒证疗效的临床研究

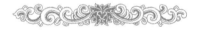

现代中医临床研究以一病带一证的观察主体模式多见，其临床疗效评价也多是以疾病疗效评价为主兼顾证候疗效评价，难以避免重病而轻证，甚至有以病代替病证结合的趋势。我们按照"异病同治，同中有异"的思路，通过裸花紫珠片治疗热（瘀）毒型上呼吸道感染、慢性盆腔炎、痔疮出血的临床研究，对以证为主、证病结合的中医临床疗效研究模式进行了探讨。

1. 研究方案

（1）诊断与辨证标准：上呼吸道感染诊断和热毒证辨证标准分别参照《内科学》（王吉耀，上海：复旦大学出版社，2005）和《中药新药临床研

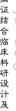

究指导原则》（郑筱萸，北京：中国医药科技出版社，2002）相关标准制定；慢性盆腔炎诊断标准及瘀毒内结证诊断标准参照《中药新药临床研究指导原则》（郑筱萸，北京：中国医药科技出版社，2002）相关标准制定；痔疮及其瘀毒壅滞证诊断标准分别参照《中药新药临床研究指导原则》（郑筱萸，北京：中国医药科技出版社，2002）相关标准和1975年全国肛肠学术会议标准制定的湿热壅滞证辨证标准制定。

（2）纳入与排除标准

1）纳入标准：①符合上呼吸道感染且白细胞总数或（及）中性粒细胞偏高或慢性盆腔炎的诊断标准或痔疮并符合内痔或混合痔分型标准者的诊断标准。②符合各病热毒（瘀毒）证辨证标准。③年龄在18岁以上、65岁以下。④受试者自愿参加临床试验并签署知情同意书。

2）排除标准：①不符合上述各病西医诊断标准及中医辨证标准者。②准备妊娠、妊娠期或哺乳期妇女。③过敏体质及对本药过敏者。④因其他疾病引起的咽部症状或炎症。⑤合并心脑血管、肝、肾及造血系统及其他严重原发性疾病、精神病患者。⑥同时患有以上3种疾病的2种者。⑦炎性外痔及结缔组织外痔（前哨痔）患者。⑧合并肛周脓肿、肛瘘、直肠息肉、直肠恶性肿瘤或肠道感染性疾病者。

（3）试验方法：采用分层区组随机、阳性药物平行对照、双盲双模拟、多中心临床试验设计方法。

1）病例来源与例数：病例来源于湖南省中医药研究院附属医院等三所具有临床试验资格的医疗机构的门诊或住院病例。纳入病例445例，其中试验组338例，对照组107例。

2）随机与盲法：采用计算机随机数字软件设计随机分配方案。将拟纳入临床试验病例数顺序编号001～445号，用计算机软件产生盲表，按3∶1的比例将编号随机分为治疗组与对照组。

3）治疗方案：①上呼吸道感染：治疗组：裸花紫珠片（海南九芝堂药业有限公司生产，批号20110803），口服，每次2片，每日3次；模拟银黄片（海南九芝堂药业有限公司生产，批号20110801），口服，每次3片，每日4次。对照组：银黄片（怀化正好制药有限公司生产，批号20110302），口服，每次3片，每日4次；模拟裸花紫珠片（海南九芝堂药业有限公司生产，批号20110802），口服，每次2片，每日3次。疗程：均为5日。②慢性盆腔炎：治疗组：裸花紫珠片，口服，每次2片，每日3次；模拟妇炎康片（海南九芝堂药业有限公司生产，批号20110803），口服，每次6片，每日3次。对照组：妇炎康片（湖南湘泉药业股份有限公司生产，批号20101103），口服，每次6片，每日3次；

模拟裸花紫珠片，口服，每次 2 片，每日 3 次。疗程：均为 30 日。③痔疮：治疗组：裸花紫珠片，口服，每次 2 片，每日 3 次；模拟痔宁片（海南九芝堂药业有限公司生产，批号 20110804），口服，每次 3 片，每日 3 次。对照组：痔宁片（华润三九制药有限公司生产，批号 20110101），口服，每次 3 片，每日 3 次；模拟裸花紫珠片，口服，每次 2 片，每日 3 次。疗程：均为 10 日。

（4）效应分析：中医证候疗效。

1）主要观察指标：各病相应证候主次症状，主症量化按无、轻、中、重分别为 0、2、4、6 分，次症分别为 0、1、2、3 分；实验室相关指标：治疗前白细胞异常者用药前后白细胞变化情况。

2）证候疗效评定标准：痊愈：临床症征消失或基本消失，证候积分较前减少 90％以上；显效：临床症征明显改善，证候积分较前减少≥70％；有效：临床症征均有改善，证候积分较前减少≥30％；无效：临床症征无明显改善或加重，证候积分减少＜30％。

3）疾病疗效评定标准：①上呼吸道感染：痊愈：用药 3 日以内症状减轻，5 日内临床症征消失，积分减少≥95％，相关理化检查恢复正常/基本正常；显效：用药 5 日内症征明显改善，积分减少≥70％，相关理化检查明显改善；有效：用药 5 日内症征有所改善，积分减少≥30％，相关理化检查相应好转；无效：用药 5 日内症征无明显改善，或积分减少＜30％，相关理化检查无改善。②慢性盆腔炎：痊愈：治疗后下腹疼痛及腰骶胀痛等症消失，妇科检查及理化检查正常。证候、体征积分和减少≥95％，停药 1 个月内未复发；显效：治疗后下腹疼痛及腰骶胀痛等症消失或明显减轻，妇科检查及理化检查明显改善，证候、体征积分和减少≥70％且＜95％；有效：治疗后下腹疼痛及腰骶胀痛等症状减轻，妇科检查及理化检查有所改善。证候、体征积分和减少≥30％且＜70％；无效：治疗后下腹疼痛及腰骶胀痛等症状无减轻或有加重，妇科检查及理化检查较治疗前无改善或加重，证候、体征积分和减少＜30％。③痔疮：痊愈：症征消失或基本消失，积分减少≥95％，相关理化检查恢复正常或基本正常；显效：症征消失或基本消失，积分减少≥70％，相关理化检查明显改善；有效：症征消失或基本消失，积分减少≥30％，相关理化检查有相应好转；无效：症征未见好转，积分减少＜30％，相关理化检查无改善。

（5）统计分析：统计分析采用 SAS8.2 统计分析软件。定量型数据采用 t 检验或 t' 检验，等级资料采用秩和检验，计数资料采用 X^2 检验。相关性分析采用 Spearman 等级秩相关或 Pearson 相关分析。P 值≤0.05 认为差别有统计意义。

2. 研究结果

（1）病例入组与完成情况：上呼吸道感染入组治疗组 102 例，完成 101 例，脱落 1 例；对照组入组 33 例，全完成。慢性盆腔炎入组治疗组 102 例，完成 100 例，脱落 2 例；对照组入组 33 例，全完成。痔疮入组治疗组 134 例，完成 126 例，脱落 8 例；对照组入组 41 例，完成 38 例，脱落 3 例。组间比较无统计学意义（$P>0.05$）。

（2）临床资料：受试者疗前主要人口学资料性别、年龄、身高、体重、病例来源；病情资料病程、中医证候积分及各病种的中医症状或体征如上呼吸道感染的咽及（或）扁桃体痛、吞咽不利、身热或伴恶风、头痛、鼻塞流浊涕、口干咽燥；慢性盆腔炎的下腹胀痛或刺痛、腰骶胀痛、低热起伏、神疲乏力、带下量多、色黄臭秽、经期腹痛加重、月经不调、小便黄赤、大便干结及其体征子宫活动受限、输卵管或子宫增粗、宫骶韧带增粗压痛、双侧附件包块压痛；痔疮出血的便血、肛门肿胀、肛门不适、咽干口苦、食欲不振。便干或秘结、小便黄赤的疗前分级组间差异均无统计学意义（$P>0.05$），提示两组受试者的病情资料分布均衡，具有可比性。

（3）疗效评价

1）中医证候疗效。

表 9-17　　　裸花紫珠片临床试验中医证候疗效评价结果

		例数（例）	临床控制（例）	显效（例）	有效（例）	无效（例）	总显效率（%）	总有效率（%）
上呼吸道感染	治疗组	101	47	34	13	7	80.20	93.07
	对照组	33	14	7	6	6	63.64	81.82
	治疗组与对照组比较（秩和检验）：统计量=1.21，P=0.2241							
慢性盆腔炎	治疗组	100	15	38	40	7	53.00	93.00
	对照组	33	5	11	13	4	48.48	87.88
	治疗组与对照组比较（秩和检验）：统计量=0.53，P=0.5945							
痔疮出血	治疗组	126	64	36	24	2	79.37	98.41
	对照组	38	15	12	9	2	71.05	94.74
	治疗组与对照组比较（秩和检验）：统计量=1.38，P=0.1675							
合计	治疗组	327	126	108	77	16	71.56	95.11
	对照组	104	34	30	28	12	61.54	88.46
	治疗组与对照组比较（秩和检验）：统计量=1.89，P=0.0575							

由表 9-17 可知，与对照组比较 3 个病种证候疗效均无统计学意义（$P>0.05$）。

2）疾病综合疗效评价。

表 9-18　　裸花紫珠片临床试验三病种疾病综合疗效评价结果

		例数（例）	临床控制（例）	显效（例）	有效（例）	无效（例）	总显效率（%）	总有效率（%）
上呼吸道感染	治疗组	101	46	37	11	7	82.18	93.07
	对照组	33	13	8	6	6	63.64	81.82
	组间比较：统计量=1.45，$P=0.1447$							
慢性盆腔炎	治疗组	100	14	38	38	10	52.00	90.00
	对照组	33	4	12	13	4	48.48	87.88
	组间比较：统计量=0.42，$P=0.6722$							
痔疮出血	治疗组	126	62	34	26	4	76.19	96.83
	对照组	38	16	12	8	2	73.68	94.74
	组间比较：统计量=0.71，$P=0.4766$							

由表 9-18 可知，与对照组比较 3 个疾病疗效均无统计学意义（$P>0.05$）。

3）各疾病证候主要症状的积分。

表 9-19　　裸花紫珠片临床试验上呼吸道感染受试者
主症咽/喉疼痛的治疗前后变化

		例数（例）	治疗前	治疗后	差值
咽/喉疼痛	治疗组	101	3.58±0.98	0.33±0.36	3.18±1.04
	对照组	33	3.69±0.88	0.48±0.87	3.21±1.21
组内比较：治疗组：$T=30.73$，$P=0.0000$；对照组：$T=15.24$，$P=0.0000$					
组间比较：治疗前：$T=0.57$，$P=0.5673$；治疗后：$T=1.41$，$P=0.1610$　差值：$T=0.14$，$P=0.8904$					
下腹胀/刺痛	治疗组	100	2.32±0.75	1.04±1.02	1.28±1.28
	对照组	33	2.65±1.24	1.21±0.99	1.76±1.48
组内比较：治疗组：$T=10.00$，$P=0.0000$；对照组：$T=6.83$，$P=0.0000$					
组间比较：治疗前：$T=1.84$，$P=0.0685$；治疗后：$T=0.84$，$P=0.4046$　差值：$T=1.80$，$P=0.0349$					

续表

		例数（例）	治疗前	治疗后	差值
腰骶刺痛	治疗组	100	2.16±0.55	0.96±1.02	1.20±1.15
	对照组	33	2.43±1.30	0.97±1.02	0.61±0.93

组内比较：治疗组：$T=10.43$，$P=0.0000$；对照组：$T=3.77$，$P=0.0007$

组间比较：治疗前：$T=1.68$，$P=0.0955$；治疗后：$T=0.05$，$P=0.9611$
　　　　　差值：$T=2.67$，$P=0.0085$

		例数（例）	治疗前	治疗后	差值
便血	治疗组	126	3.63±1.25	0.12±0.48	3.50±1.21
	对照组	38	3.63±1.76	0.60±0.52	3.13±1.50

组内比较：治疗组：$T=32.47$，$P=0.0000$；对照组：$T=12.07$，$P=0.0000$

组间比较：治疗前：$T=0.00$，$P=1.0000$；治疗后：$T=2.39$，$P=0.0058$
　　　　　差值：$T=1.69$，$P=0.0413$

		例数（例）	治疗前	治疗后	差值
肛门肿胀	治疗组	126	2.76±2.06	0.16±0.54	2.59±1.96
	对照组	38	3.15±2.00	0.60±0.93	2.54±1.67

组内比较：治疗组：$T=14.83$，$P=0.0000$；对照组：$T=9.38$，$P=0.0000$

组间比较：治疗前：$T=1.03$，$P=0.3047$；治疗后：$T=3.66$，$P=0.0003$
　　　　　差值：$T=0.14$，$P=0.8870$

由表9-19可知，裸花紫珠片与各对照药均能明显减少各疾病主症（咽/喉疼痛、下腹胀/刺痛、腰骶刺痛、便血、肛门肿胀）的积分，治疗前后比较差异均有统计学意义（$P<0.05$）；裸花紫珠片较妇炎康片、痔宁片更能改善患者的下腹胀/刺痛、腰骶刺痛及便血的功能，积分差值比较差异有统计学意义（$P<0.05$）。

（4）治疗组证、病疗效及其相关性分析

1）上呼吸道感染证、病疗效及其相关性。

表9-20　　　　裸花紫珠片组上呼吸道感染证、病疗效相关性　　　（例，％）

	例数	痊愈	显效	有效	无效	相关系数	P值
证候疗效	101	47 (46.54)	34 (33.66)	13 (12.87)	7 (6.93)	0.53	<0.0001
疾病疗效	101	46 (45.55)	37 (36.63)	11 (10.89)	7 (6.93)		

注：Spearman 等级秩相关系数＝0.53，$P<0.0001$。

表 9 - 21   裸花紫珠片组上呼吸道感染证候积分、主症积分与
WBC 值变化及其相关性   （例，%）

	例数	治疗前	治疗后	差值	统计量	P 值
证候积分	72	13.23±3.28	1.32±2.02	11.90±3.54	28.52	<0.0001
血 WBC	72	12.10±1.74	6.79±1.33	5.39±2.41	18.98	<0.0001
咽/喉疼痛	72	3.74±0.80	0.30±0.77	3.43±0.03	970.15	<0.0001
血 WBC	72	12.10±1.74	6.79±1.33	5.39±2.41	18.98	<0.0001

注：证候积分与血 WBC：Pearson 相关系数＝0.44，$P<0.0001$；咽喉疼痛与血 WBC：Pearson 相关系数＝0.27，$P=0.0382$。

由表 9 - 20、表 9 - 21 可知，治疗组的证候、疾病疗效 Spearman 相关有统计学意义（$P<0.05$）。治疗组治疗前血 WBC 异常受试者的证候积分与血 WBC 计数 Pearson 相关有统计学意义（$P<0.05$），治疗组治疗前血 WBC 异常受试者的主症咽/喉疼痛积分与血 WBC 计数 Pearson 相关有统计学意义（$P<0.05$）。

2）慢性盆腔炎证、病疗效及其相关性。

表 9 - 22   裸花紫珠片组慢性盆腔炎证、病疗效相关性   （例，%）

	例数	痊愈	显效	有效	无效
证候疗效	100	15 (15.00)	38 (38.00)	40 (40.00)	7 (7.00)
疾病疗效	100	14 (14.00)	38 (38.00)	38 (38.00)	10 (10.00)

注：Spearman 等级秩相关系数＝0.58，$P<0.0001$。

表 9 - 23   裸花紫珠片组治疗前血 WBC 异常者的证候积分、
体征积分与血 WBC 计数及之间的相关性   （例，%）

	例数	治疗前	治疗后	差值	统计量	P 值
证候积分	25	12.80±5.64	3.65±3.64	9.31±4.08	11.41	<0.0001
血 WBC	25	11.87±2.57	6.43±1.62	5.44±2.41	11.29	<0.0001
体征积分	25	6.75±2.77	2.00±1.99	4.48±2.55	8.87	<0.0001
血 WBC	25	11.87±2.57	6.43±1.62	5.44±2.41	11.29	<0.0001

注：证候积分与血 WBC：Pearson 相关系数＝0.46，$P<0.0001$；体征积分与血 WBC：Pearson 相关系数＝-0.32，$P<0.0001$；体征积分与证候积分：Pearson 相关系数＝0.22，$P=0.0412$。

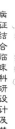

表 9-24　　裸花紫珠片组治疗前血 WBC 异常者下腹胀/刺痛、腰骶胀痛积分与血 WBC 计数的相关性　　（例，%）

	例数	治疗前	治疗后	差值	统计量	P 值
下腹胀/刺痛	25	2.16±0.80	0.80±1.00	1.36±1.11	6.13	<0.0001
血 WBC	25	11.87±2.57	6.43±1.62	5.44±2.41	11.29	<0.0001
腰骶刺痛	25	2.24±0.88	0.88±1.01	1.36±1.25	5.44	<0.0001
血 WBC	25	11.87±2.57	6.43±1.62	5.44±2.41	11.29	<0.0001

注：下腹胀/刺痛与血 WBC：Pearson 相关系数＝0.21，P＝0.0496；腰骶胀痛积分与血 WBC：Pearson 相关系数＝0.26，P＝0.0385。

由表 9-22 至表 9-24 可知，治疗（裸花紫珠片）组的证候、疾病疗效 Spearman 相关有统计学意义（$P < 0.05$）。治疗组治疗前血 WBC 异常受试者的证候积分、体征积分与血 WBC 计数，体征积分与证候积分，主症下腹胀/刺痛、腰骶刺痛的积分与血 WBC 计数的 Pearson 相关均有统计学意义（$P < 0.05$）。

3）痔疮疗效的相关性研究。

表 9-25　　　　裸花紫珠片组痔疮证、病疗效相关性　　（例，%）

	例数	痊愈	显效	有效	无效
证候疗效	126	64（50.79）	36（28.57）	24（19.05）	2（1.58）
疾病疗效	126	62（49.21）	34（26.99）	26（20.63）	4（3.17）

注：Spearman 等级秩相关系数＝0.56，$P < 0.0001$。

表 9-26　　裸花紫珠片组痔疮便血症状与证、病疗效相关性　　（例，%）

	例数	痊愈	显效	有效	无效
证候疗效	126	64（50.79）	36（28.57）	24（19.05）	2（1.58）
便血疗效	126	115（91.27）	6（4.76）	4（3.18）	1（0.79）
疾病疗效	126	62（49.21）	34（26.99）	26（20.63）	4（3.17）
便血疗效	126	115（91.27）	6（4.76）	4（3.18）	1（0.79）

注：便血症状与证、病疗效：Spearman 等级秩相关系数＝0.82，$P < 0.0001$；便血症状与疾病疗效：Spearman 等级秩相关系数＝0.86，$P < 0.0001$。

由表 9-25 至表 9-26 可知，治疗（裸花紫珠片）组的证候、疾病疗效 Spearman 相关有统计学意义（$P<0.05$），主症便血疗效与证候疗效、疾病疗效 Spearman 相关均有统计学意义（$P<0.05$）。

证是中医学理论体系中特有的概念，"辨证论治"是中医临床主要特色，病证结合是中医临床基本模式。探讨证、病疗效相关性及中医证候量化指标与西医疾病各项指标间的相关性，不仅能为临床研究和实践中应用中医辨证论治基本原则和证病结合辨治临床模式的正确性提供一定的依据，同时，通过大量的类似研究，寻找确定证的现代机制，也能为临床科研和实践探索方（药）证即用药的症状指征，从而提高辨证用药的准确性提供一定的思路和方法。

中药临床疗效评价的科学性在于评价方法和标准的科学合理。西医学疾病评价标准、实验室检查指标固然可以借鉴，但单纯的西医学的生理、生化指标的观察，无法全面而准确地揭示疾病证的内在本质与外在表现的变化。因此，应重视采用能够中医药诊疗优势和特色的评价方法与指标。抓住"证候"这一关键环节开展中医药临床研究，采用以证为主、证病结合的模式，在常规病、证、症、指标疗效评价的统计，分析其间的相关性，不但有助于探讨及药物或治疗方法的疗效特点及其目标适应证，对于阐明病证结合的必要性和重要性也具有重要意义。

裸花紫珠片为裸花紫珠浸膏制成的以治疗热（瘀）毒证为适应证的中药制剂，临床主要用于细菌感染引起的炎症，急性传染性肝炎，呼吸道和消化道出血。在本次临床试验中，按照以辨证为主、证病结合的临床诊疗模式，选择上呼吸道感染、慢性盆腔炎、痔疮出血的热（瘀）毒证为目标适应病证，根据上述不同病种热（瘀）毒证的特点并结合 3 种疾病的自身的疾病特点确定不同的中医证候及观察指标。为了研究证、病疗效的相关性，我们以能反映中医证候疗效的中医证候积分及中医证候中主症的积分与能反映西医疾病疗效的指标做相关性研究。其研究结果显示：上呼吸道感染属热毒证且治疗前血 WBC 异常患者的治疗前后中医证候积分差值及主症咽/喉疼痛积分差值与治疗前后血 WBC 差值 Pearson 相关均有统计学意义（$P<0.05$），且证候疗效及疾病疗效的 Spearman 相关也有统计学意义（$P<0.05$）。上呼吸道感染有血常规变化者其血常规则能反映疾病的变化情况，故我们将中医证候积分及主症的积分差值与血 WBC 差值做相关性研究，结果表明中医证候积分的变化趋势与血 WBC 的变化趋势是一致的，主症咽/喉疼痛的积分变化趋势与血 WBC 的变化趋势也是一致的，可见中医的证候疗效指标与西医的能反映疾病本质特征的有关指标均能反映受试者病情的变化。同样研究慢性盆腔炎属瘀毒证且治疗前血 WBC 异常患者的中医证候积分及主症下腹胀/刺痛、腰骶刺痛的积分差值与血 WBC 差值的相关性，发现其 Pearson 相关均有统计学意义（$P<0.05$）。

且其体征积分差值与中医证候积分差值的 Pearson 相关也有统计学意义（$P<0.05$）。慢性盆腔炎有血常规变化者并不多，故我们重点把能反映中医证候的证候积分与能反映西医疾病特征的体征积分做相关性研究，两者的 Pearson 相关是有统计学意义（$P<0.05$）的。痔疮出血属瘀毒证者其中医证候积分与其能反映疾病特征的便血症状的 Pearson 相关，以及其中医证候疗效及疾病疗效的 Spearman 相关也有统计学意义（$P<0.05$）。提示以一个中医证候带三个不同病种的疾病的以证为主、证病结合的中药综合疗效评价模式有其科学性与可行性。

症证结合评价润燥止痒方止痒作用及其特点的临床研究

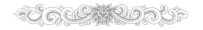

西医辨病、中医辨证，病证结合论治，是目前中医及中西医结合临床及科研的主要模式。当患者主诉症状突出，成为患者就诊动因和急需解决的问题时，对症处理，即以症为主，症证或（及）病结合常常是医师临床病证结合选择的方式。由于传统相当部分疾病以症状命名，传统的病证结合实际上就是症证结合。如何结合中医临床模式和特色，评价对症处理药物疗效，是目前中医临床研究的热点和难点之一。本文通过润燥止痒方治疗阴虚风燥型皮肤瘙痒症止痒作用及其特点的临床研究，对改善症状药物中医疗效评价方法进行初步探讨。

1. 研究方案

（1）诊断与辨证标准

1）诊断标准：参照《中药新药治疗风瘙痒的临床研究指导原则》《中医外科学·皮肤瘙痒症》《现代临床医学诊断标准丛书·口腔、皮肤科疾病诊断标准》有关内容制定。

皮肤瘙痒症诊断标准：①主要症状：阵发性皮肤瘙痒，此起彼伏，程度不一。②皮损特点：无原发性损害，皮肤因搔抓而见抓痕、结痂、苔藓样变及色素沉着。③好发于老年及青壮年，情绪、饮食及外界刺激可诱发或加重病情。

2）辨证标准：阴虚风燥证。主症：①瘙痒入夜尤甚或（及）此起彼伏。②舌质红或暗红，苔干或花剥。③肌肤灼热或（及）干燥。其他症状：①烦热。②咽干口渴。③大便艰难。④脉弦细或弦细数。典型证：主症①②必备，另加主症 1 项或其他症状 2 项者。非典型证：不符合典型证辨证标准者。

（2）纳入与排除标准

1）纳入病例标准：符合西医皮肤瘙痒症诊断标准和中医阴虚风燥证辨证标准；年龄 18～70 岁；知情同意并签署相关文件者。

2）排除病例标准：①某些系统疾病如糖尿病、肝胆疾病、内脏肿瘤、慢性肾功能不全、甲状腺功能异常、血液病、寄生虫病等原发性疾病引起的症状性皮肤瘙痒。②合并有心血管、脑血管、肝、肾和造血系统等严重原发性疾病、精神病患者。③因搔抓引起局部皮肤感染者。④妊娠期或哺乳期妇女。⑤过敏体质或对本药成分过敏者。

（3）试验方法

1）病例来源与例数：病例来源于湖南中医药大学第二附属医院等 4 家具备药物临床试验资质医疗机构的门诊住院病例。门诊病例注意严格控制可变因素，进行依从性监督，保证受试者单纯按试验方案用药。计划样本量 240 例，试验组与对照组的比例为 1：1。

2）随机分组及盲法实施：试验前由计算机软件产生盲表，将拟纳入临床试验病例数按典型与非典型证及试验单位分层，以 1：1 的比例将病例编号随机分组。采用双盲法、双模拟观察方案，由研究单位将润燥止痒方制成胶囊剂，购买对照药品，并制备与对照药或试验药剂型、外观基本一致的受试药及模拟药品。临床试验实施时，按照受试者进入临床试验的先后顺序依次确定病例编号，接受与上述随机分组病例编号对应药盒编号所装药物治疗。临床试验结束，数据管理完成，数据锁定后揭盲进行统计分析。

3）治疗方法：试验组：口服，每次 4 粒润燥止痒胶囊＋10g 模拟乌蛇止痒丸，每日 3 次；对照组：口服，每次 10g 乌蛇止痒丸＋4 粒模拟润燥止痒胶囊，每日 3 次。两组均以 4 周为一疗程，观察一个疗程。观察过程中，受试者不得使用以本试验目标适应病、证为主要适应证及可能对本病临床观察有影响的其他中西药物，并不得采用针对上述病证的其他治疗方法。

（4）疗效评价

1）主要观察指标及记录：皮肤瘙痒的程度、面积、发作频率、持续时间。用药前、用药后 1 周、2 周、3 周及用药结束后 1 周内各记录一次。各主症分级记分标准见表 9-27。证候主次症状：瘙痒入夜尤甚、皮肤干燥、口干、烦热、大便秘结及舌脉象变化。用药前、用药后 1 周、2 周、3 周及用药结束后 1 周内各记录一次。各症状分级记分标准见表 9-27。

表 9‑27　　　　　　　　　　　症征分级记分标准

症状体征		症状分级计分标准
皮肤瘙痒	瘙痒程度	无皮肤瘙痒（0分）；轻微瘙痒，可不搔抓，或抚摩轻拍即可缓解（3分）；明显瘙痒，忍不住要抓，但不影响工作及睡眠，可见搔抓引起的轻度抓痕或少许血痂（6分）；剧烈瘙痒，常搔抓，情绪不安，影响工作及睡眠，可见搔抓引起的抓痕、血痂或苔藓样变（9分）
	瘙痒面积（按烧伤手掌记分法估计：患者的五指并拢时，单手掌的面积占体表总面积的2.5%）	无皮肤瘙痒（0分）；皮损范围占体表总面积≤5%（1分）；皮损范围占体表总面积＞5%且≤10%（2分）；皮损范围占体表总面积＞10%（3分）
	发作频率	无皮肤瘙痒（0分）；偶尔瘙痒（2分）；阵发性瘙痒（4分）；每日频频发作或持续不已（6分）
	持续时间	无皮肤瘙痒（0分）；每次持续时间＜1小时（2分）；每次持续时间1～3小时（4分）；每次持续时间＞3小时或持续不已（6分）
其他症状	瘙痒入夜尤甚	无（0分）；有（2分）
	皮肤干燥	无（0分）；有（2分）
	口干	无（0分）；有（2分）
	烦热	无（0分）；有（2分）
	大便秘结	无（0分）；有（2分）
	舌象	舌质淡，记（－）；舌质红，记（＋）；苔薄白，记（－）；苔干或少，记（＋）；其他舌象如实记录
	脉象	平脉，记（－）；脉弦细数，记（＋）；如出现其他脉象，请如实记录

2）疗效评价标准：参照《中药新药治疗风瘙痒的临床研究指导原则·疗效判定标准》制定。

止痒疗效判定标准：①临床控制：瘙痒完全消失，皮肤瘙痒症状积分和为0。②显效：瘙痒明显减轻，皮肤瘙痒症状积分和减少2/3或以上。③有效：瘙痒减轻，皮肤瘙痒症状积分和减少1/3或以上。④无效：瘙痒程度、频率等均无明显改善，皮肤瘙痒症状积分和减少＜1/3。

阴虚风燥证疗效判定标准：①临床控制：治疗后证候总积分较治疗前

减少≥95％。②显效：治疗后证候总积分较治疗前减少≥70％但＜95％。③有效：治疗后证候总积分较治疗前减少≥30％但＜70％。④无效：达不到有效标准。

（5）统计分析：统计分析采用 SAS8.02 统计分析软件。统计检验采用双侧检验，P 值小于或等于 0.05 将被认为差别有统计意义。①计量资料数据采用均数±标准差进行统计描述。参数检验：经方差齐性检验，方差相齐者用 t 检验，方差不齐者用校正 t 检验（t' 检验）。组内用药前后比较，采用配对 t 检验。②计数及等级资料数据采用频数（构成比）进行统计描述，等级资料组间比较采用秩和检验（两组比较采用 WILCOXON 法，多组比较采用 Kruskal-wallis 法），计数资料采用 X^2 检验或 Fisher 确切概率法检验。③相关性分析采用秩相关、简单相关分析。等级资料用 Spearman 秩相关系数，计量资料用 Pearson 简单相关系数。

2. 研究结果

（1）病例入组与完成情况：共入组 240 例，完成 232 例（典型证候 141 例，非典型证候 91 例），脱落 8 例。治疗组 120 例中，完成 118 例（典型证候 72 例，非典型证候 46 例），脱落 2 例；对照组 120 例中，完成 114 例（典型证候 69 例，非典型证候 45 例），脱落 6 例。两组组间差异无统计学意义（统计量＝1.43，P＝0.1520）。

（2）临床资料：两组受试者治疗前主要人口学资料性别、年龄、身高、体重、病例来源；病情资料病程、瘙痒总积分及其程度、面积、频率、时间评分分级、中医证候总积分等，组间差异均无统计学意义（P＞0.05），提示两组受试者分布均衡，具有可比性。

（3）疗效评价：止痒及证候疗效评价。

表 9 - 28　　　　　　两组止痒疗效综合评价及分析　　　　　（例，％）

组别	例数	临床控制	显效	有效	无效
治疗组	118	56 (47.46)	10 (8.47)	43 (36.44)	9 (7.63)
对照组	114	42 (36.84)	8 (7.02)	47 (41.23)	17 (14.91)

注：统计量＝2.06，P＝0.0393。

表 9 - 29　　　两组皮肤瘙痒总积分治疗前后检测结果及分析

组别	例数（例）	治疗前	治疗后	前后差值	统计量	P 值
治疗组	118	16.81±3.94	4.84±4.82	11.97±5.78	22.50	＜0.0001
对照组	114	16.33±3.68	5.93±5.00	10.40±5.71	19.44	＜0.00001

注：组间比较：治疗前：统计量＝0.94，P＝0.3470；治疗后：统计量＝-1.69，P＝0.0921；差值：统计量＝2.07，P＝0.0395。

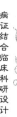

表 9 - 30　　　　两组阴虚风燥证疗效综合评价及分析　　　　（例，%）

组别	例数	临床控制	显效	有效	无效
治疗组	118	48 (40.68)	32 (27.12)	36 (30.51)	2 (1.69)
对照组	114	44 (38.60)	31 (27.19)	35 (30.70)	3 (3.51)

注：统计量＝0.32，P＝0.7483。

表 9 - 31　　　两组阴虚风燥证总积分治疗前后检测结果及分析

组别	例数（例）	治疗前	治疗后	前后差值	统计量	P 值
治疗组	118	7.09±2.43	1.47±1.55	5.62±2.21	27.66	＜0.0001
对照组	114	6.98±2.39	1.49±1.59	5.49±2.42	24.21	＜0.0001

注：组间比较：治疗前：统计量＝0.35，P＝0.7285；治疗后：统计量＝0.10，P＝0.9228；差值：统计量＝0.43，P＝0.6694。

由上可见，两组病例治疗后瘙痒及证候总积分均显著下降（P＜0.05），组间比较治疗组止痒疗效优于对照组（P＜0.05）。

（4）疗效相关性分析

1）治疗组止痒疗效与证候疗效相关性分析（表 9 - 32）。

表 9 - 32　　　治疗组止痒疗效与证候疗效相关性分析（n＝118，例，%）

类别	临床控制	显效	有效	无效
止痒疗效	56 (47.46)	10 (8.47)	43 (36.44)	9 (7.63)
证候疗效	48 (40.68)	32 (27.12)	36 (30.51)	2 (1.69)

注：不同疗效间分析：统计量＝－0.59，P＝0.5556；Spearman 等级秩相关系数＝0.39，P＜0.0001。

表 9 - 33　　　治疗组皮肤瘙痒总积分与证候总积分治疗前后
检测结果及相关性分析　　　　　　（n＝118）

类别	治疗前	治疗后	前后差值	统计量	P 值
瘙痒积分	16.81±3.94	4.84±4.82	11.97±5.78	22.50	＜0.0001
证候积分	7.09±2.43	1.47±1.55	5.62±2.21	27.66	＜0.0001

注：不同类别积分间比较：治疗前：统计量＝22.81，P＝0.0000；治疗后：统计量＝7.23，P＝0.0000；差值：统计量＝11.15，P＝0.0000；Pearson 相关系数＝0.21，P＝0.0201。

由上可见，治疗组止痒疗效与证候疗效综合评价，以及皮肤瘙痒总积分与证候总积分治疗前后变化均具有相关性（$P<0.05$）。

2）治疗组瘙痒积分与证候各症状评分治疗前后差值相关性分析（表9-34）。

表9-34　　治疗组瘙痒积分与证候各症状评分治疗前后差值相关性分析

（$n=118$）

	差值	相关系数	P
瘙痒总积分	11.97±5.78	1.00	—
瘙痒入夜尤甚	1.56±0.83	0.4127	<0.0001
皮肤干燥	0.97±1.04	0.2080	0.0238
口干	0.75±0.97	-0.0868	0.3498
烦热	0.90±1.00	0.0201	0.8287
大便秘结	0.98±1.00	-0.0207	0.8237
舌象	0.21±0.50	0.1141	0.2188
脉象	0.26±0.53	-0.1115	0.2293

由上可见，证候各症状中瘙痒入夜尤甚、皮肤干燥、舌象的治疗前后评分差值与疾病治疗前后积分差值相关有统计学意义（$P<0.05$）。

3）治疗组阴虚风燥证主症和次症评分和瘙痒积分治疗前后变化相关性分析（表9-35）。

表9-35　　治疗组瘙痒积分与证候主、次症评分治疗前后差值相关性分析

（$n=118$）

	差值	相关系数	P
瘙痒总积分	11.97±5.78	1.00	—
主要症状	2.53±1.39	0.40	<0.0001
次要症状	3.10±2.18	-0.04	0.6692

由上可见，主要症状与瘙痒积分差值相关有统计学意义（$P<0.05$），次要症状与疾病积分差值相关无统计学意义（$P>0.05$）。主要症状积分差值与瘙痒总积分包括瘙痒程度、面积、频率、时间等也均有相关且有统计学意义。

4）典型证、非典型证瘙痒与证候总积分治疗前后变化相关性分析（表9-36、表9-37）。

表 9 - 36　　　　　两组典型证皮肤瘙痒总积分与证候总积分
治疗前后结果及相关性分析　　　　　（$n=141$）

类别	治疗前	治疗后	前后差值	统计量	P 值
瘙痒积分	16.86±3.87	4.95±4.85	11.91±5.85	24.15	<0.0001
证候积分	8.30±1.87	2.12±1.56	6.18±2.02	36.29	<0.0001

注：Pearson 相关系数＝0.25，$P=0.0024$。

表 9 - 37　　　　　两组非典型证皮肤瘙痒总积分与证候总积分
治疗前后结果及相关性分析

（$n=91$）

类别	治疗前	治疗后	前后差值	统计量	P 值
瘙痒积分	16.13±3.70	6.03±5.02	10.10±5.54	17.40	<0.0001
证候积分	5.69±2.18	1.07±1.40	4.63±2.14	20.64	<0.0001

注：Pearson 相关系数＝0.18，$P=0.0884$。

由上可见，典型证、非典型证病例的证、病积分治疗后均有明显下降，与治疗前比较差异均有统计学意义（$P<0.05$）。典型证病例的证、病积分差值 Pearson 相关有统计学意义（$P<0.05$），而非典型证病例的证、病积分差值 Pearson 相关无统计学意义（$P>0.05$）。

皮肤瘙痒症是一种以皮肤瘙痒为主要症状而无原发性皮肤损害的皮肤科常见病、多发病之一，属于中医"风瘙痒""痒风""风痒""诸痒"范畴。《外科大成·诸痒》说："风盛则痒。"《医宗金鉴·外科心法要诀》说："痒属风，亦各有因。"风之由来，有内外之分，阴虚风燥是中老年患者最常见的证候。润燥止痒方即遵上法择药组方而成。润燥止痒方源自中医皮肤科名老中医欧阳恒教授经验方，处方由制何首乌、白芍、牡丹皮、地龙、水牛角、全蝎、白鲜皮、皂角刺、桑枝、路路通等组成。功能养阴润燥，凉血通络，祛风止痒。用于阴虚风燥证，症见皮肤瘙痒，瘙痒入夜尤甚，此起彼伏，皮肤干燥，五心烦热，咽干口渴，大便秘结，舌质暗红，苔干或花剥，脉弦细数等。

临床研究结果表明，润燥止痒方止痒总显效率为 55.93%，总有效率为 92.37%，疗效优于对照药且组间差异有统计学意义（$P<0.05$）；治疗阴虚风燥证的总显效率为 67.80%，总有效率为 98.31%，与对照组比较组间差异无统计学意义（$P>0.05$）。

有关瘙痒症与阴虚风燥证疗效综合评价及证候积分治疗前后变化相关性分析结果表明，治疗组止痒疗效与证候疗效 Spearman 相关均有统计学意义（$P<0.05$）；瘙痒及证候积分治疗后均显著下降，与治疗前比较差

异均有统计学意义（$P<0.05$），瘙痒症与证候积分差值 Pearson 相关也均有统计学意义（$P<0.05$）。提示止痒与改善证候具有同步性，即对症与辨证治疗的必要性。瘙痒与阴虚风燥证各症及主、次症治疗前后积分或评分差值相关性分析结果则说明，瘙痒症状的改善与证候主症密切相关，这有助于分析确定治疗药物的临床特点及定位。非典型证、典型证瘙痒与证候积分治疗前后变化相关性分析，进一步论证了使用润燥止痒方对症处理时辨证准确与否的重要性。

综上所述，本临床研究采用对症处理与辨证论治相结合的方法，对润燥止痒方的止痒效应及其特点进行了评价，同时对中医症证结合评价对症处理药物疗效的临床研究模式进行了初步的探讨与实践，希望能够为建立以症为主、症证或证或（及）病结合的疗效评价模式提供有益的思路与方法。

第十章 西医常见病中医证候研究思路及其实践

西医常见病中医证候研究的基本思路

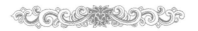

　　常见病中医证候辨证标准的不规范和不统一，是制约中医及中西医结合科研与新药研制水平、临床疗效提高的关键因素之一。同时，要系统总结各病的治疗规律，不断开发出新的治疗方法和新药以提高临床疗效，前提是从中医角度对西医各病种的病因病机，发生、发展阶段及其演变规律有明确的符合客观实际的认识。而"审症（证）求因"是中医临床研究的主要方法和手段。认识各种西医疾病的主要证候及其主症、主要证候转化规律，并通过反复的临床验证予以证实，从而制定统一的辨证标准和不断完善，是阐明其本质的基础。

　　近几十年来，国内中医及中西医结合界对西医常见病的中医辨证分型进行了大量研究，相继制定、提出或颁布了一些疾病的辨证论治方案或临床研究指导原则，其中即包括辨证分型和辨证标准。但由于研究思路基本上采用文献研究、专家咨询及病例研究方法，缺乏大样本病例支持，即使同一疾病辨证分型及辨证标准也存在不同程度的差异，从而影响到其权威性和临床应用。流行病学从宏观或群体的角度，采用人群对照设计方案，研究疾病的分布特点、流行因素（包括外环境和人群自身的某些特征）以及消长规律，从而探讨疾病在人群中发生和流行的原因。常见病中医证候临床流行病学调研，则是以中医辨证理论方法为核心，借鉴现代医学病例对照研究和流行病学人群对照研究及横断面研究的设计方法，按照事先设计的方案，在患病人群中应用抽样调查的方法，收集特定时间内疾病中医证候及其脉症的描述性资料并进行处理，为疾病辨证分型、辨证标准及疾病证候演变规律的阐明提供依据。由于流行病学调查样本数相对一般临床研究较大，样本的分布具有广泛性和均衡性，可以较好地消除地区环境、体质、合并病症等多因素以及调研者主观因素的影响，并有助于研究探讨证候与上述因素的相关性，为临床"因人、因地、因时制宜"提供依据。

　　常见病中医证候临床流行病学调研的主要内容一般应包括疾病的常见证候，由疾病本质决定的主要证候，主要证候的转化规律，主要或常见证候的主要脉症及其组合规律。证候是疾病发展一定阶段本质包括病因、病位、病性及其发展趋势的反映。所谓常见证候，是指患病人群出现频率高的证候。主要证候是指疾病特殊本质在其发展各阶段的反映。主要证候一般是常见证候，常见证候则不一定是主要证候，其中非主要证候多与疾病的多发合并病症、患者体质，甚至地域环境、气候季节等相关。研究探讨疾病主要证候之间的相互关系及其转化规律，是阐明一病不同于其他疾病特殊本质的基础。各证主要脉症是各证基本或主要病因病机的反映，因而是制定各证辨证标准的依据。

常见病中医证候的临床流行病学调研，是中医证候研究中一个有待开拓的新领域。调研方案的制定，既是研究成功与否的关键，又是有待探索的新课题，通过高血压病中医证候的流行病学调研实践，我们认为，调研方案的主要部分有：调研表格设计、调研对象选择、调研现场选择、调研人员培训、调研实施步骤等。调研表可分一般项目、病情资料、中医证候和填表说明四大部分。一般项目除住院病历相应部分的内容外，还应根据中医证候及疾病合并症的特点，设计体质、生活嗜好、心理特点、工作性质、居住环境等内容。病情资料部分主要包括病史、一般体检项目及主要阳性体征、主要理化检查结果、诊断等，对常见合并病症的记载应与所调研疾病同样详细。中医证候是调研表的核心和重点，应逐证具体列出证候名称及脉症。为了保证所列证候的科学性、实用性和可操作性并防止遗漏，在设计证候表之前，应进行相关文献调研和专家咨询。所收集证候分型及其脉症，不应局限于各级行业主管部门、学术会议颁布制定标准（指导原则）及中医本科教材的有关内容，还应尽可能收集近10余年国内主要学术期刊的资料。当然，对于某些疾病证候分类和脉症庞杂，可以适当予以归类及精简。为了使调研对象的分布具有广泛性和均衡性，调研现场的选择应遵循多地域、多层次医疗单位随机选点的原则。调研资料的处理采用中医专业理论分析综合与统计学处理有机结合的方法，并按一定的步骤进行。

常见证候分析：采用频次统计方法，统计各证候在总体样本中的总构成比，由此可区分出疾病的常见证候、次常见证候及非常见证候。主要证候分析：首先分别统计合并病症、体质类型、地域环境、气候季节等与证候发生密切相关因素中各常见证候的构成比。然后，采用显著性检验、相关分析等统计学方法和医理分析方法，分析常见证候与上述相关因素的关系，从常见及次常见证候中区分出由疾病本质所决定的主要证候，以及因合并病症、体质类型、地域环境、季节气候等影响而非疾病特殊本质决定所出现的非主要证候。主要证候转化关系分析：首先统计不同病程、病情、病期中各主要证候的构成比，然后采用显著性检验、趋势分析等统计学方法和医理分析相结合，分析各主要证候与病程、病情、病期的关系，从而确定各主要证候的先后排列顺序及转化关系，由此阐明贯穿疾病全过程的基本病机、各主要阶段病机及其转化关系。

常见证候主要脉症分析：采用聚类分析、主成分分析等多因素分析、脉症频次统计与医理分析方法，分别对调研资料中各常见证候的脉症进行分析。聚类分析可将临床相对繁杂的脉症按照其与证候病因病机的联系归纳为几类，结合中医辨证理论分析，有助于区分出反映证候基本或主要病因病机的脉症类及反映证候次要病机的脉症类，初筛出可作为临床辨证依据的脉症。主成分分析则从另一角度对聚类分析结果进行验证，并有助于区别主要脉症类中各症对证候的重要性即所谓贡献率。脉症频次分析是在上述分析基础上，统计证候中单个脉症和脉症组合的构成比，进一步将脉症区分为常见、次常见和少见几类，为简化辨证标准中的脉症提供依据。3 种方法的结合，使辨证标准既能客观地反映证候的本质，又有较高的临床符合率，大幅度提高了其实用性和可行性。

　　总之，将中医辨证理论方法与流行病学调研方法以及统计学中多因素分析、相关分析等方法有机地结合，制定多地域、多层次随机选择调研现场、统一诊断标准和调研、资料处理方法的常见病中医证候临床流行病学研究方案进行调研，在探讨西医各种常见病中医证候及其中医理论实质的研究的思路与方法方面将有很大突破和创新。研究成果对于大幅度提高中医病证规范化研究的科学性、先进性与实用性，促进中医学术、科研、临床的发展，可能产生重要和深远的影响。

高血压病中医证候临床流行病学研究

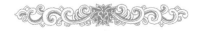

　　为了探索常见病中医证候大样本研究的思路与方法，我们将中医辨证理论方法与流行病学调研方法，以及多元统计分析方法有机地结合在一起，通过多层次选择调研现场以及统一诊断标准和调研、资料处理方法的临床流行病学研究方案，以高血压病为研究对象，从 1996 年 7 月到 1997 年 3 月进行了中医证候的临床流行病学调查研究。通过以上研究，较为具体地阐明高血压病主要证候及其转化规律、高血压病常见兼证及其与合并病症、体质、分期等的相互关系。研究结果不仅为高血压病中医辨证施治方案的制定提供较为具体和符合当前临床实际的资料，而且突破目前类似研究主要以文献研究、专家咨询、临床研究为主的模式，在常见病中医证候临床流行病学调研思路与具体方法方面进行了探索。

1. 调研方法

　　（1）调查表格设计：通过近代高血压病中医药及中西医结合临床文献资料研究、专家咨询、调研预试等，参照流行病学中病因调查表编码设计并定型"高血压病中医证候流行病学调查表"及使用与填写方法。其中"中医证候"调研表中证候是从文献 40 余证归纳为 17 证，各证证名及其脉症主要参照国家中医药管理局、卫生部药政局和国家级学会颁布制定的高血压病辨证标准，并参考现代临床文献有关内容选择。

（2）调研现场选择：为使调研具有普遍性和代表性，规划选择了湘中、湘东、湘南、湘西和湘北各地市及县级中医院各 2 所，每一现场调研数不少于 50 例。

（3）调研对象选择

1）高血压病诊断与分期标准：参照 1979 年全国心血管流行病学及人群防治座谈会制定的标准。

①诊断标准：收缩压≥160mmHg（21.3kPa），舒张压≥95mmHg（12.7kPa），两者有一项经核实即可确诊。过去有高血压病史，长期（3 个月以上）未经治疗，此次检查血压正常者，即不列为高血压。如一直服药治疗仍列为高血压，疑问者在停药 1 个月复查后再作诊断。

②分期标准：Ⅰ期高血压：血压达确诊水平，临床无心、脑、肾并发症表现者。Ⅱ期高血压：血压达确诊水平，并有下列一项者，即 X 线、心电图或超声心动图示左室肥大；眼底动脉局部或普遍狭窄；蛋白尿和（或）血肌酐浓度轻度增高。Ⅲ期高血压：血压达确诊水平，并有下列一项者，即脑出血、脑梗死或高血压脑病；左心衰竭；眼底出血或渗出；视神经乳头水肿；肾衰竭。

2）纳入标准：符合上述诊断标准，年龄 18 岁以上，能配合调研。

3）排除标准：可找到明确原因的继发性高血压；合并其他能导致高血压病相同脏器质性和功能衰竭的疾病；精神病及老年痴呆症患者；调研前半个月曾经系统降压或中医药治疗，血压及临床症状已基本控制；不能配合调研，资料不全。

（4）调研实施和资料整理

1）调研实施步骤：①组织并培训调研人员，所有调研人员应具有中医医师以上技术职称及 3 年以上临床经验，并具备一定的流行病学知识，充分了解调查的目的和重要性及各指标的意义，熟悉检查的方法，有责任心并有熟练的询问技巧，切忌导向性暗示，以免导致资料失去真实性。②将调查表分发到各调研单位。③调研人员每两人一组，对纳入调研对象进行四诊及主要西医检查，搜集临床信息。④按统一要求填写"高血压病中医证候流行病学调查表"。

2）资料收集与统计处理：①资料分类整理：对每一份"高血压病中医证候流行病学调查表"中的病、证、症进行编码处理，填写分类整理表，以便于计算机处理。②分析软件设计：设计计算机多因素聚类或主成分分析及相关分析软件。③计算机处理：将资料输入计算机处理。

2. 结果与分析

（1）临床资料

1）一般资料（表10-1）。

表10-1　　　　　　　　　　一　般　资　料

项　　目		例数（例）	构成比（%）	项　　目		例数（例）	构成比（%）
性别	男	642	61.85	饮酒	是	554	53.37
	女	396	38.15		否	484	46.63
年龄（岁）	≤40	24	2.31	饮食习惯	嗜酸	98	7.50
	41～50	128	12.33		嗜苦	8	0.61
	51～60	254	24.47		嗜甘	90	6.70
	61～70	410	39.50		嗜辛	462	35.38
	>70	222	21.39		嗜咸	258	19.75
婚姻	未婚	4	0.39		嗜清淡	200	15.31
	已婚	936	90.17		嗜油腻	190	14.55
	丧偶	98	9.44	食油	植物油	250	24.08
职业	工人	134	12.91		动物油	148	14.26
	农民	186	17.92		混合油	640	61.66
	干部	272	26.20	锻炼身体	是	434	41.81
	退休	446	42.97		否	604	58.19
文化程度	文盲	82	7.90	体质类型	正常质	114	10.98
	小学	354	34.10		阴虚质	472	45.47
	初中	228	21.97		阳虚质	56	5.39
	高中	238	22.93		痰湿质	210	20.23
	大学	136	13.10		湿热质	36	3.47
吸烟	是	594	57.23		气虚质	96	9.25
	否	444	42.77		瘀血质	54	5.20

注：饮食习惯中的数据为各分项在总体样本中所出现的次数。

2）临床资料见表10-2。

（2）中医证候分析

1）各证候构成比及其分析（表10-3）。

表 10 - 2　　　　　　　　　调研对象临床资料

项　目		例数（例）	构成比（%）	项　目		例数（例）	构成比（%）
病程（年）	≤1	60	5.78	分期	Ⅰ期	178	17.15
	2～3	130	12.52		Ⅱ期	420	40.46
	4～6	156	15.03		Ⅲ期	440	42.39
	7～10	196	18.88	合并症	冠心病	480	27.49
	11～15	176	16.96		高脂血症	524	30.01
	>15	320	30.83		心力衰竭	220	12.60
家族史	有	456	43.93		肾衰竭	36	2.06
	无	582	56.07		糖尿病	110	6.30
体重	肥胖	456	38.15		脑出血	138	7.90
	不胖	582	61.85		脑梗死	184	10.54
					脑缺血	54	3.09

注：合并症中的数据为各分项在总体样本中所出现的次数。

表 10 - 3　　　　　　　　　各证候构成比及其分析

证候	例数（例）	构成比（%）	证候	例数（例）	构成比（%）
肝阳上亢	238	22.93	脾胃气虚	26	2.50
痰浊中阻	178	17.15	心脾两虚	22	2.12
阴虚阳亢	162	15.61	阴阳两虚	16	1.54
肝肾阴虚	144	13.87	肾阳虚弱	14	1.35
肝风上扰	100	9.63	肝郁气滞	10	0.96
瘀血阻络	84	8.09	脾阳虚弱	10	0.96
肝火上炎	30	2.89	血虚肝旺	4	0.39
合计				1038	100.00

从表 10 - 3 的诸多证候中，我们取构成比大于 5% 的证候作高血压病的常见证候，则依次为肝阳上亢、痰浊中阻、阴虚阳亢、肝肾阴虚、肝风上扰和瘀血阻络六证。

2）常见证候相关因素分析。

①高血压常见证候与合并病症的关系（表 10 - 4）。

表 10 – 4　　　　　　　　高血压常见证候与合并病症的关系

合并病症	例数	证候					
		肝阳上亢 $n=238$ (22.93)	阴虚阳亢 $n=162$ (15.61)	肝肾阴虚 $n=144$ (13.87)	痰浊中阻 $n=178$ (17.15)	肝风上扰 $n=100$ (9.63)	瘀血阻络 $n=84$ (8.09)
冠心病	480	96 (20.00)	76 (15.83)	64 (13.13)	80 (16.67)	20 (4.17)	40 (8.33)
高脂血症	524	128 (24.43)	84 (16.03)	48 (9.16)	94 (17.94)	52 (9.92)	22 (4.20)
糖尿病	110	14 (12.73)	20 (18.18)	30 (27.27)	18 (16.36)	6 (5.45)	4 (3.64)
心力衰竭	220	26 (11.82)	20 (9.09)	38 (17.27)	58 (26.36)	8 (3.64)	20 (9.09)
肾衰竭	36	4 (11.11)	4 (11.11)	6 (16.67)	10 (27.78)	4 (11.11)	4 (11.11)
脑出血	138	24 (17.39)	14 (10.14)	22 (15.94)	6 (4.35)	60 (43.48)	2 (1.45)
脑梗死	184	32 (17.39)	20 (10.87)	36 (19.57)	16 (8.70)	32 (17.39)	18 (9.78)
脑缺血	54	16 (29.63)	14 (25.93)	4 (7.41)	12 (22.22)	2 (3.70)	2 (3.70)

注：①n 为各证候的总例数（下同）。②括号中数值为各证候在各合并病症中的构成比（%）。

用 X^2 对表中证候合并病症情况作显著性检验（$P<0.005$），说明各证候之间合并病症有显著性差异。从构成比来看，肝肾阴虚证合并糖尿病者较多（$P<0.005$），说明肝肾阴虚证的形成可能与合并糖尿病有关。痰浊中阻证合并心力衰竭和肾衰竭者较多（$P<0.005$），说明在高血压病的发展过程中，痰浊中阻证的形成可能与高血压病Ⅲ期并发心力衰竭以及肾衰竭有一定关系。肝风上扰证合并脑出血与脑梗死者较多（$P<0.005$），说明肝风上扰证的形成可能与高血压病Ⅲ期并发脑血管病有一定关系。另外，瘀血阻络合并冠心病、心力衰竭、肾衰竭以及脑梗死者较多，但无统计学意义，可能是因为例数太少的缘故。

②高血压常见证候与分期的关系（表 10 – 5）。

表 10-5　　　　　　　　　　高血压常见证候与分期的关系

证候	例数 (n)	构成比 (%)	分期		
			Ⅰ期 (n=178)	Ⅱ期 (n=420)	Ⅲ期 (n=440)
肝阳上亢	238	22.93	48 (26.97)	110 (26.19)	80 (18.18)
阴虚阳亢	162	15.61	42 (23.60)	72 (17.14)	48 (10.91)
肝肾阴虚	144	13.87	8 (4.49)	62 (14.76)	74 (16.82)
痰浊中阻	178	17.15	44 (24.72)	86 (20.48)	48 (10.91)
肝风上扰	100	9.63	0 (0.00)	2 (0.48)	98 (22.27)
瘀血阻络	84	8.09	10 (5.62)	34 (8.10)	40 (9.09)

注：括号中数值为各证候在各期中的构成比（%）。

经 X^2 检验，各证候分期情况有显著性差异（$P<0.005$）。从构成比来看，肝阳上亢、阴虚阳亢以及痰浊中阻从Ⅰ期到Ⅲ期的分布呈递减趋势（经趋势检验 z 分别为 -2.64、-2.97、-3.51，$P<0.01$），尤其在Ⅲ期所占比例明显减少，而肝肾阴虚从Ⅰ期到Ⅲ期的分布呈递增趋势（经趋势检验 $z=2.63$，$P<0.01$），在Ⅰ期所占比例尤其少，说明在高血压病发展过程中，有从肝阳上亢向肝肾阴虚转化的趋势。另外，瘀血阻络的分布也有从Ⅰ期到Ⅲ期递增的趋势，但经趋势检验无统计学意义，可能是因为例数太少的缘故。肝风上扰主要出现在Ⅲ期，结合上述肝风上扰证合并脑出血与脑梗死者较多，说明肝风上扰是高血压病发展到Ⅲ期并发脑血管病时所出现的证候。瘀血阻络证在Ⅱ期才逐渐增多，说明高血压病在发展过程中可逐渐形成血瘀。至于痰浊中阻在Ⅱ期和Ⅲ期逐渐减少的原因可能是与高血压病发展到这个阶段一些并发症的出现有关，如并发脑血管病时可能痰浊挟风上扰而主要表现为肝风上扰证候。

③高血压常见证候与体质类型的关系（表 10-6）。

表 10-6　　　　　　　　　　高血压常见证候与体质类型的关系

体质	例数 (例)	证候					
		肝阳上亢 n=238	阴虚阳亢 n=162	肝肾阴虚 n=144	痰浊中阻 n=178	肝风上扰 n=100	瘀血阻络 n=84
正常质	114	42 (36.84)	18 (15.79)	10 (8.77)	18 (15.79)	8 (7.02)	6 (5.26)
阴虚质	472	146 (30.93)	116 (24.58)	120 (25.42)	2 (0.42)	56 (11.86)	10 (2.12)
阳虚质	56	10 (17.86)	4 (7.14)	6 (10.71)	8 (14.29)	2 (3.57)	4 (7.14)

续表

体质	例数（例）	证候					
		肝阳上亢 $n=238$	阴虚阳亢 $n=162$	肝肾阴虚 $n=144$	痰浊中阻 $n=178$	肝风上扰 $n=100$	瘀血阻络 $n=84$
痰湿质	210	18（8.57）	16（7.62）	4（1.90）	134（63.81）	18（8.57）	6（2.86）
湿热质	36	8（22.22）	0（0.00）	0（0.00）	4（11.11）	2（5.56）	2（5.56）
气虚质	96	10（10.42）	8（8.33）	4（4.17）	6（6.25）	12（12.50）	14（14.58）
瘀血质	54	4（7.41）	0（0.00）	0（0.00）	6（11.11）	2（3.70）	42（77.78）

注：括号中数值为各证候在各体质类型中的构成比（％）。

经 X^2 检验，各证候体质类型有显著性差异（$P<0.005$），痰浊中阻证痰湿质明显多于其他体质（$P<0.005$），瘀血阻络证瘀血质明显多于其他体质（$P<0.005$）。除此而外，其他证候以阴虚质为多，结合表 10-1 中年龄的分布以中老年人居多，年高者肝肾多有亏虚，说明高血压病发病可能与机体肝肾阴精不足有内在关联，而痰浊中阻证和瘀血阻络证的出现分别与痰湿体质和瘀血体质有密切关系。

④高血压常见证候与病程的关系（表 10-7）。

表 10-7　　　　　　　　高血压常见证候与病程的关系

病程（年）	例数（例）	证候					
		肝阳上亢 $n=238$	阴虚阳亢 $n=162$	肝肾阴虚 $n=144$	痰浊中阻 $n=178$	肝风上扰 $n=100$	瘀血阻络 $n=84$
≤1	60	22（36.67）	4（6.67）	6（10.00）	12（20.00）	0（0.00）	0（0.00）
2～3	130	40（30.77）	20（15.38）	30（23.08）	12（9.23）	8（6.15）	4（3.08）
4～6	156	42（26.92）	28（17.95）	20（12.82）	24（15.38）	18（11.54）	12（7.69）
7～10	196	40（20.41）	34（17.35）	20（10.20）	44（22.45）	24（12.24）	16（8.16）
11～15	176	32（18.18）	24（13.64）	22（12.50）	32（18.18）	18（10.23）	22（12.50）
>15	320	62（19.38）	52（16.25）	46（14.38）	54（16.88）	32（10.00）	30（9.38）

注：括号中数值为各证候在各病程分层中的构成比（％）。

经 Ridit 分析，各证候之间在病程上有显著性差异（$P<0.005$），说明高血压病各证候的形成与病程有密切联系，根据 R 值的大小将病程由较长到较短排序如下：瘀血阻络（0.4130）、肝风上扰（0.4603）、痰浊中阻（0.4826）、阴虚阳亢（0.4864）、肝肾阴虚（0.5162）、肝阳上亢（0.5584）。

⑤高血压常见证候与性别的关系（表 10-8）。

表 10 - 8 高血压常见证候与性别的关系

证候	例数(例)	构成比（%）	性别 男（$n=642$）	女（$n=396$）
肝阳上亢	238	22.93	160（24.92）	78（19.70）
阴虚阳亢	162	15.61	96（14.95）	66（16.67）
肝肾阴虚	144	13.87	76（11.84）	68（17.17）
痰浊中阻	178	17.15	112（17.45）	66（16.67）
肝风上扰	100	9.63	62（9.66）	38（9.60）
瘀血阻络	84	8.09	56（8.72）	28（7.07）

注：括号中数值为各证候在性别分层中的构成比（%）。

经 X^2 检验，各证候性别分布无显著性差异（$P>0.05$），说明高血压病各证候的形成与性别没有必然联系。

⑥高血压常见证候与年龄的关系（表 10 - 9）。

表 10 - 9　　　　　高血压常见证候与年龄的关系　　　　　（%）

年龄（岁）	例数（例）	肝阳上亢	阴虚阳亢	肝肾阴虚	痰浊中阻	肝风上扰	瘀血阻络
≤40	24	12（50.00）	2（8.33）	2（8.33）	8（33.33）	0（0.00）	0（0.00）
41～50	128	50（39.06）	14（10.94）	10（7.81）	26（20.31）	8（6.25）	8（6.25）
51～60	254	48（18.90）	30（11.81）	34（13.39）	50（19.69）	30（11.81）	26（10.24）
61～70	410	86（20.98）	72（17.56）	60（14.63）	60（14.63）	40（9.76）	30（7.32）
>70	222	42（18.92）	44（19.82）	38（17.12）	34（15.32）	22（9.91）	20（9.01）

注：括号中数值为各证候在年龄分层中的构成比（%）。

经 Ridit 分析，证候与年龄之间有显著性差异（$P<0.005$），说明高血压病各证候的形成与年龄有密切联系，根据 R 值的大小排列年龄由较大到较小的顺序为：阴虚阳亢（0.4385）、肝肾阴虚（0.4492）、肝风上扰（0.4797）、瘀血阻络（0.4848）、痰浊中阻（0.5411）、肝阳上亢（0.5576）。

⑦高血压常见证候与体重的关系（表 10 - 10）。

表 10 - 10　　　　　高血压常见证候与体重的关系

证候	例数(例)	构成比（%）	体重 肥胖（$n=396$）	非肥胖（$n=642$）
肝阳上亢	238	22.93	88（22.22）	150（23.36）

续表

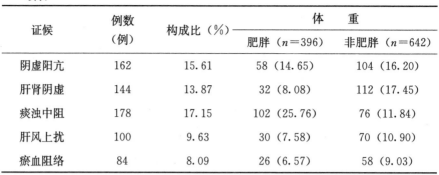

证候	例数（例）	构成比（%）	体　重	
			肥胖（$n=396$）	非肥胖（$n=642$）
阴虚阳亢	162	15.61	58（14.65）	104（16.20）
肝肾阴虚	144	13.87	32（8.08）	112（17.45）
痰浊中阻	178	17.15	102（25.76）	76（11.84）
肝风上扰	100	9.63	30（7.58）	70（10.90）
瘀血阻络	84	8.09	26（6.57）	58（9.03）

注：括号中数值为各证候在体重、血压分度中的构成比（%）。

经 X^2 检验，各证候体重有显著性差异（$P<0.01$），其中痰浊中阻证肥胖者明显多于正常体重者（$P<0.01$），结合上述痰浊中阻证痰湿质明显多于其他体质（$P<0.005$）分析，痰浊中阻证可能是由素体肥胖多痰湿的体质密切相关的证候。

⑧高血压常见证候与血压的关系（表 10-11）。

表 10-11　　　　　　高血压常见证候与血压的关系

证候	例数（例）	构成比（%）	血压（mmHg）		
			轻度（$n=388$）	中度（$n=444$）	重度（$n=206$）
肝阳上亢	238	22.93	80（20.62）	102（22.97）	56（27.18）
阴虚阳亢	162	15.61	54（13.92）	72（16.22）	36（17.48）
肝肾阴虚	144	13.87	82（21.13）	50（11.26）	12（5.83）
痰浊中阻	178	17.15	64（16.49）	74（16.67）	40（19.42）
肝风上扰	100	9.63	18（4.64）	62（13.96）	20（9.71）
瘀血阻络	84	8.09	34（8.76）	38（8.56）	12（5.83）

注：①血压分度标准（按舒张压水平分）：轻度：12.6～13.5kPa（95～104mmHg）；中度：13.65～14.8kPa（105～114mmHg）；重度：≥14.95kPa（115mmHg）；②括号中数值为各证候在血压分度中的构成比（%）。

经 Ridit 分析，各证候血压之间有显著性差异（$P<0.005$），根据 R 值的大小排列其血压由轻到重排列顺序为：肝肾阴虚（0.6169）、瘀血阻络（0.5317）、痰浊中阻（0.4876）、阴虚阳亢（0.4778）、肝阳上亢（0.4748）、肝风上扰（0.4237）。

在高血压病的发生、发展、演变过程中，证候的表现多种多样、纷繁复杂，其中有些是由其特殊本质所导致的证候，这些证候反映了高血压病内在规律性，是其本质证候（即主要证候，下同）；然而，高血压病发生、发展、转化过程，除了其病因主导之外，还受诸多因素如地域环境、季节气候、患者体质、饮食、情志以及病程等的影响，尤其是同时合并有其他病症时，往往不同程度地影响高血压病的发展过程，从而出现另外一些可能不是由高血压病特殊本质而是由于上述诸多因素而引起的非本质证候。为了区分高血压病的本质证候与由排除疾病特殊本质以外诸多因素的影响所引起的非本质证候，我们进行了高血压病常见证候的流行病学调查研究。流行病学调查样本数的分布具有广泛性和均衡性，可以较好地消除地区环境、体质等多因素对疾病证候的影响或探讨其相关关系。流行病学调查样本数相对一般临床研究而较大，有助于将证候的上述其他各种干扰因素以及医者辨证的主观因素控制在最小范围。因此，在高血压病证候的流行病学调研过程中，通过严谨的设计、实施、总结，对于识别和排除非本质证候，阐明其本质证候有着其他方法难以替代的作用。

首先，通过频数分析（表 10-3）得出了高血压病的常见证候：依次为肝阳上亢、痰浊中阻、阴虚阳亢、肝肾阴虚、肝风上扰、瘀血阻络。为了进一步辨别在上述常见证候中哪些是高血压病特殊本质所引起的证候（即主要证候），哪些是由常见的其他因素（如患者体质、合并病症等）所致证候，我们紧接着进行了高血压病常见证候相关因素分析。从分析结果来看（表 10-2 至表 10-4），痰浊中阻证与患者肥胖多痰湿的体质密切相关，到三期又与并发心力衰竭和（或）肾衰竭有关，说明痰浊中阻是与肥胖痰湿体质以及合并高脂血症、后期并发心力衰竭和肾衰竭等因素密切相关的证候；瘀血阻络证与素体瘀血体质也有密切关系，而且与合并冠心病、并发心力衰竭、肾衰竭以及脑梗死有一定关系。由此可见，痰浊中阻和瘀血阻络是与体质以及合并病症密切相关的证候。而其他四个肝病证候是此次调研得出的高血压病主要证候。

综上所述，提示高血压病发病初期以肝阳上亢为主，随着疾病的发展，阴液逐渐亏损，到后期肝肾阴虚成为主要的病理变化。在阳亢与阴虚相互消长过程中，阳越亢则阴越伤，阴越虚而阳更亢，因此病入中期，控制不当，正如《临证指南医案·中风门》"肝阳偏亢，内风时起"以及《景岳全书·非风》"人之中年之后，多有此证……正以阴虚为言也"的论述可知阳亢至极可化风，阴虚至一定程度也可动风，易发生"中风"之合并病症。这是高血压病进入三期的主要或较为多见的转归。与其他类似研究相比较，此次调研所得的高血压病的肝病证候及其转化规律是通过多层次选择调研现场以及统一诊断标准和调研、资料处理方法等严谨的科研设计、实施和总结后得出的，从而比较客观地阐明了高血压病肝病证候转化规律，并由此对该病的特殊病因病机及其发生、发展、变化规律有了较为明确的认识。

第十一章

肺癌二级预防的基本思路及其实践

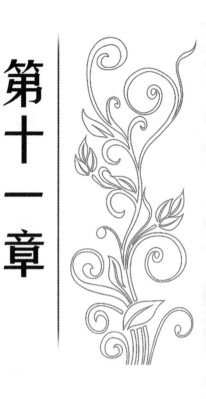

肺癌中医药二级预防的
基本思路

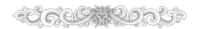

　　肺癌是严重危害人类健康的恶性肿瘤之一。在世界许多发达国家，肺癌在常见恶性肿瘤中男性占首位，女性居第二位，并且发病率有逐年上升的趋势。对近期中国恶性肿瘤死亡率变化统计结果表明，近 20 年恶性肿瘤死亡率上升幅度最大的是肺癌。20 世纪 70 年代为 7.09/10 万，90 年代为 17.54/10 万，上升了 143.29%，而其他大多数肿瘤的死亡率是下降的。遏制肺癌发病率迅速上升趋势，成为当前迫切需要解决的问题，同其治疗一起成为全球性的卫生战略重点。

　　有关癌症的预防，有所谓"三级预防"之说。一级预防是指消除或避免致癌因素，即病因学预防；二级预防是指干预致癌物的致癌作用或者抑制致癌物与细胞 DNA 的结合；三级预防是指通过治疗癌前病变以抑制癌的发生。近年一般将后两种预防统称为二级预防。肺癌的病因尚不完全清楚。一般认为该病的发生与吸烟、环境污染、职业性接触致癌因素等关系非常密切。消除或避免这些高度相关因素是一项耗资巨大、干扰因素庞杂的系统工程，难以短时间内奏效，所以肺癌的预防研究主要着眼于二级预防。20 世纪 80 年代以来，肺癌的化学预防是国内外研究的热点，已发现维胺脂类药物可能有阻断肺癌癌前病变，抑制肺癌发病率的苗头，取得了一些阶段性成果，但至今尚未有一种药物疗效被肯定。因此，从天然植物药中寻找肺癌预防药物也就成为研究可能取得突破的出路之一。

　　类似肺癌的记载，散见于中医文献的肺积、息贲、咳嗽等病证中。如《难经》说："肺之积，名息贲，左右肋下覆如杯，久不愈。"《内经》所载："咳嗽脱形，脉小数疾，大肉枯槁……胸中气满，喘息不便。"与肺癌晚期出现恶病质时临床表现相似。中医认为，烟之浊气、环境污染及职业接触之致癌物，皆应属于外界之"毒"邪。若毒邪反复侵袭肺脏，羁留难去，肺失宣降，呼吸不利，津液不布，气血不畅，痰瘀渐生，久而成积，恶变则为癌。诚如《中藏经》所谓："畜其毒邪，浸渍脏腑，久不抒散。"因此，我们认为，"毒邪袭肺，肺失宣降，痰瘀渐积，恶变为癌"是肺癌发病的主要病因病机，并由此提出"解毒宣肺"是肺癌预防药物组方的基本法则。基于以上认识，并借鉴著名中医学家欧阳锜老师多年治疗肺癌及其术后预防复发的经验，我们以解毒抗癌之臭牡丹等药和宣肺名方"甘桔汤"组成解毒宣肺方（又名保肺饮），从 1989 年开始历时 8 年，用解毒宣肺方对肺癌的二级预防作用进行了较为系统临床及实验科研实践。

实验药理包括解毒宣肺方对大鼠诱发性支气管癌前病变及癌变阻抑作用研究和抗肿瘤作用研究两个部分。前者采用目前公认的支气管注射三甲基胆蒽（MCA）诱生大鼠肺癌造模方法，其间用解毒宣肺方进行防治，以病理切片观察支气管和肺部非癌性病变（单纯增生、黏液细胞增生、鳞状化生、泡沫细胞结节等）及癌变情况。结果表明：解毒宣肺方可以显著降低 MCA 所诱发肺癌的发生率，减轻癌性病变程度，抑制支气管上皮细胞增生和支气管上皮鳞状化生，表明对实验性肺癌和癌前病变有明显防治作用。后者采用国内外抗癌植物药筛选方法（MTT 法）研究不同工艺制剂 4 种解毒宣肺方提取物的抗肿瘤作用，同时与 5 种化疗药物进行对照，结果证实解毒宣肺方提取物对人体肺癌和恶性淋巴瘤细胞有选择性抑制作用，且其作用强弱与药物的制剂工艺相关。

临床药理包括解毒宣肺方对肺癌高发现场人群肺癌发病率阻抑作用研究和治疗肺癌癌前病变近期疗效观察两个部分。解毒宣肺方对肺癌高发现场人群肺癌发病率阻抑作用研究，以肺癌高发点湖南某化工厂 6096 人为预防研究人群，其中年龄在 40 岁以上，且有 20 年以上吸烟史的 2000 余人作为肺癌发病高风险人群，再通过对该人群的肺癌普查，筛选出支气管上皮细胞中、重度增生即肺癌癌前病变患者 51 例，然后对 51 例癌前病变患者予以解毒宣肺方进行预防性服药，疗程 6 个月，停药后观察 3 年，随访 4 年，共 7 年，追踪癌前病变患者的癌变情况。结果表明：51 例癌前病变患者经阻断治疗后，7 年无 1 例发生肺癌，并能显著改善肺癌癌前病变患者呼吸系统主要症状，对支气管局部慢性炎症有一定改善作用。全部服药对象均如期完成疗程，没有发现明显毒副作用。而有资料表明，肺癌癌前病变患者如不采取药物干预，在 1～3 年内将发生癌变。本研究现场预防用药后 3 年的肺癌年平均发病率为 35.70/10 万，比用药前 3 年的 89.47/10 万降低 2.51 倍，有统计学意义（$P < 0.05$）。肺癌发病人数占所有癌百分率也由预防前的 34.04% 降低到预防后的 8.43%。经趋势分析，该单位预防用药前后 6 年所有癌逐年上升，而肺癌则相反，后 3 年显著下降，统计学处理均有显著性差异。说明解毒宣肺方对肺癌癌前病变患者癌变进程有阻断作用，从而降低了肺癌高发区人群肺癌发病率。中医药对肺癌的预防是一个有待开发的新领域，作者初步探讨和证实了解毒宣肺中药对肺癌的二级预防效应，且提示其作用可能与对抗化学性致癌物质的致癌作用，阻断或（及）逆转支气管上皮细胞中、重度增生，抑制癌细胞及微小癌变等有关。提出"解毒宣肺"为中医药预防肺癌组方法则和"梯度筛选，重点保护"等研究思路与方法，对提高中医药预防肿瘤水平有积极影响。

解毒宣肺方对肺癌高发现场人群
发病率阻抑作用研究

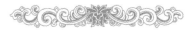

　　为了探索理想的肺癌二级预防中药，从 1988 年开始，我们采用"梯度筛选，重点保护"的研究方法，根据中医对肺癌发病的认识及"解毒宣肺"的组方法则，结合著名中医药学家欧阳锜老师治疗恶性肿瘤及抗恶性肿瘤术后复发经验为基础组方而成的解毒宣肺方阻抑肺癌高发区人群发病率的作用进行了临床流行病学研究。

1. 资料与方法

　　(1) 重点保护对象筛选：株洲化工厂所在的湖南省株洲市清水塘区，是全国著名工业污染区之一，也是湖南省肺癌高发市区。该厂拥有职工 6096 人（1989 年），1987～1989 年癌症发病率为 262.82/10 万，肺癌发病率为 89.47/10 万，因此被选为研究现场。根据恶性肿瘤流行病学资料，首先将株洲化工厂年龄＞40 岁和（或）有 20 年以上吸烟史的 2002 名职工进行肺癌普查，每人登记填表、体检、痰检、摄 X 线正位胸片，筛选出支气管上皮细胞中、重度增生 51 例，此 51 例肺癌癌前病变患者并经 X 线、支气管纤维镜检（以下简称"支纤镜检"）删除肺癌，即作为重点保护对象。

　　51 例重点保护对象中支气管上皮细胞中度增生 48 例，重度增生 3 例；男性 42 例，女性 9 例；平均年龄 48.6 岁；职业工人 38 人，干部 13 人；49 例做支纤镜检，其中 35 例发现局部慢性炎症样改变，占 71.43％；呼吸系统主要症状出现频数依次为：咯痰 36 例，咳嗽 34 例，胸痛 23 例，气喘 15 例。

　　(2) 服药方法与疗程

　　1) 处方制剂：解毒宣肺方处方：臭牡丹、龙葵、桔梗、甘草。由制剂室制成颗粒剂，规格是每包 20g，含生药 40g。

　　2) 服药方法：全部重点保护对象服解毒宣肺方，每日 2 次，每次 1 包，温开水冲服。2 个月为一疗程，连服 3 个疗程。

　　(3) 观察调研方法

　　1) 观察指标：所有癌症发病率、肺癌发病率、药物不良反应。

　　2) 调研方法：以该厂职工医院病案室为主，调查追踪全厂职工 1987

年 6 月至 1993 年 6 月各种癌症的发病人数，并登记癌症患者的姓名、性别、年龄、职业、诊断、病历号等。为了排除与癌症尤其是肺癌发病率有较大影响的干扰因素，同时调查了该厂预防用药前后 3 年职工年龄结构、人群吸烟率、环境状况、工种等情况。

2. 结果与分析

（1）肺癌促发因素调查：预防用药前后 3 年株洲化工厂职工累计总人数与退休人员所占比例分别为 17883 人、17.32％和 19606 人、18.22％，说明观察期间人群年龄结构无明显变化。据 1989 年调查吸烟率男女性分别为 76.53％及 1.59％，吸烟指数平均为 523.57 年·支，而 1993 年抽样调查无论吸烟率及吸烟指数都略有上升。该厂近 7 年来主要化工产品结构无大的变动。由于多种原因，近年来也没有进行大规模的技术设备改造和环保工程，产区环境污染呈逐渐加重趋势（表 11-1）。据国家环保局 1993 年公布的调查结果，该厂已成为全国 50 家严重污染企业之一。该厂生产车间操作工人平均 2～3 年更换工种，一般不固定于一个生产岗位，因此很少长期密切接触一种或数种有毒物质。

表 11-1　株洲化工厂厂区 1988 年至 1993 年主要有害因素监测汇总

有害因素	1988～1990（$X \pm SD$）	1991～1993（$X \pm SD$）	MAC（mg/m³）
NH_3	52.2±14.3	58.6±16.2	30
SO_2	2.02±0.51	3.14±0.76	2
H_2SO_4	2.72±1.02	3.81±1.43	2
Cl_2	3.21±1.26	3.54±1.35	1
F	2.93±0.87	3.46±1.54	1
VC	42.7±15.2	50.6±14.1	30
粉尘	30.4±11.7	45.6±12.9	10

（2）人群肺癌发病抑制作用：51 例重点保护对象全部顺利完成 3 个疗程，经 3 年观察及截至 1997 年 7 月 3 年 6 个月的追踪，除发生 1 例膀胱癌外，没有发现肺癌及其他癌症。而根据已有的研究资料，此批对象是肺癌发病的特高风险人群。从表 11-2 可以看出，株洲化工厂 1987 年 7 月至 1990 年 6 月所有癌症的发病率为 262.82/10 万，肺癌发病率为 89.47/10 万；在用解毒宣肺方对重点保护对象进行预防保护后的 1990 年 7 月至 1993 年 6 月，所有癌症的发病率上升至 423.34/10 万，肺癌的发病率却降至 35.70/10 万，比前 3 年降低 2.51 倍，并有统计学意义（$U=$ 2.10，$P<0.05$）。肺癌发病人数占所有癌症人数百分率也由用药前的

34.04%降低到用药后的 8.43%。

表 11 - 2　株洲化工厂 1987 年 7 月至 1993 年 6 月所有癌症与肺癌的发病率

观察年月	职工总人数	退休职工总人数（%）	所有癌症发病例数（1/10 万）	肺癌发病例数（1/10 万）	肺癌占癌症比（%）
1987 年 7 月～1988 年 6 月	5815	998 (17.16)	9 (154.72)	6 (103.18)	66.67
1988 年 7 月～1989 年 6 月	5972	1023 (17.12)	15 (251.17)	5 (83.72)	33.33
1989 年 7 月～1990 年 6 月	6096	1076 (17.65)	23 (377.29)	5 (82.02)	21.74
前 3 年累计	17883	3097 (17.32)	47 (262.82)	16 (89.47)	34.04
1990 年 7 月～1991 年 6 月	6502	1136 (17.47)	23 (353.73)	3 (46.14)	13.04
1991 年 7 月～1992 年 6 月	6545	1168 (17.84)	29 (443.09)	3 (45.84)	10.34
1992 年 7 月～1993 年 6 月	6559	1268 (19.33)	31 (472.63)	1 (15.25)	3.23
后 3 年累计	19606	3572 (18.22)	83 (423.34)	7 (35.70)	8.34

　　经趋势分析（表 11 - 3），该厂 6 年中所有癌症有逐年上升趋势（$X^2=11.55$，$P<0.001$）。而肺癌则相反，对重点对象实施预防服药后有下降趋势（$X^2=4.50$，$P<0.05$）。治疗后所发 7 例肺癌均为非服药人群。如上所述，经调查肺癌主要促发因素用药前后基本相似，且所有癌症发病率显著上升，从不同方面证明肺癌发病率的下降是因为解毒宣肺方抑制了肺癌特高危人群——肺癌癌前病变患者发病所致。

表 11 - 3　　　　　株洲化工厂所有癌症与肺癌发病趋势

	年　份						
	1987 年 7 月～1988 年 6 月	1988 年 7 月～1989 年 6 月	1989 年 7 月～1990 年 6 月	1990 年 7 月～1991 年 6 月	1991 年 7 月～1992 年 6 月	1992 年 7 月～1993 年 7 月	合计
观察人数 n	5815	5972	6096	6502	6545	6559	37489

续表

	年　份						
	1987年7月~1988年6月	1988年7月~1989年6月	1989年7月~1990年6月	1990年7月~1991年6月	1991年7月~1992年6月	1992年7月~1993年7月	合计
发病人数 t	9（6）	15（5）	23（5）	23（3）	29（3）	31（1）	130（23）
发病率 p （1/10万）	154.77 (103.18)	251.17 (83.72)	377.29 (82.02)	353.74 (46.14)	443.09 (45.84)	472.63 (15.25)	346.77 (61.35)
期望发病人数 e	20.16 (3.57)	20.71 (3.66)	21.14 (3.74)	22.55 (3.99)	22.69 (4.02)	22.74 (4.02)	
$t-e$	-11.16 (2.43)	-5.71 (1.34)	1.86 (1.26)	0.45 (-0.99)	6.31 (-1.02)	8.26 (-3.02)	
Z	-2.5	-1.5	-0.5	0.5	1.5	2.5	
$Z(t-e)$	27.9 (-6.08)	8.57 (-2.01)	-0.93 (-0.63)	0.23 (0.495)	9.47 (-1.53)	20.65 (-7.55)	65.89 (-17.31)
eZ	-50.4 (-8.93)	-31.07 (-5.49)	-10.57 (-1.87)	11.28 (1.99)	34.04 (6.03)	56.85 (10.05)	10.13 (1.78)
eZ^2	126 (22.33)	46.61 (8.24)	5.29 (0.94)	5.64 (0.99)	51.06 (9.05)	142.13 (25.13)	376.73 (66.68)

注：括号内数字为肺癌资料。

运用中医药预防肺癌在国内外是一次新的尝试，无现成的经验可供借鉴。通过对近20年来国内有关中医药治疗肺癌的临床及实验研究资料的分析，结合自身实践体会，我们认为肺癌的发病系毒邪久羁，肺失宣降，气血津液运行输布不利，痰瘀渐生，与毒邪互结，积渐而成癌癖。故肺癌多发于长期吸烟及处于污染环境中者，肺癌癌前病变患者常见肺失宣降之表现。解毒宣肺方即针对肺癌发病的特殊本质，以"解毒宣肺"为立方大法，精选临床治疗肺癌有效的解毒抗癌中药及宣肺的名方"甘桔汤"组成。上述临床流行病学研究结果证明，"解毒宣肺"治法及解毒宣肺方的组方符合实际。

国内外开展肺癌化学预防，多采用高发地区或高危人群大样本投药，这种方法固然可增强研究结果的可靠性和科学性，但由于预防服药及观察周期长，需要投入的资金和工作量都很大；预防对象因为对预防的重要性和信心不足而常常不能按时定量如期服药，也可影响结果的准确性。本研究在借鉴其梯度筛选方法的基础上，进一步提出并采用"梯度筛选，重点保护"的思路。首先，在肺癌高发地区筛选肺癌高发点，进行肺癌发病率及病情资料的流行病学调查，根据调查资料筛选高危人群；其次，对高危人群进行肺癌普查，筛选出特高风险人群肺癌癌前病变——支气管上皮细胞中、重度增生，作为重点保护对象予以解毒宣肺方阻断治疗；然后，观察解毒宣肺方对肺癌癌前病变的近期疗效以及调查追踪研究现场人群肺癌发病率，以判断解毒宣肺方的预防效应，且期望由此降低高发地区人群发癌率。实践证明，"梯度筛选，重点保护"不仅同样可以达到研究的目的，而且切实可行。

解毒宣肺方对支气管上皮细胞中、重度增生治疗作用观察

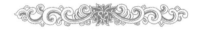

支气管上皮细胞中、重度增生是肺癌癌前病变。20 世纪 70～80 年代，国内外已有人运用维甲类化合物对其进行阻断治疗，发现一定苗头，但同时也观察到此类化学药物有一定的毒副作用，长期服用不能耐受，致使工作难以深入。因此，我们与湖南省肿瘤防治研究所、株洲化工厂职工医院合作，采用配对随机分组、安慰剂对照、双盲观察临床研究方案，研究中药复方制剂解毒宣肺方对肺癌癌前病变——支气管上皮细胞中、重度增生的阻断治疗作用，摸索能缩短观察周期，减少投资的中间效应指标，以便研制开发理想的肺癌二级预防药物。现将近期疗效观察结果报道如下。

1. 临床资料

研究现场株洲化工厂位于湖南省株洲市清水塘区，是全国工业污染区之一，也是湖南省肺癌高发市区。本批 51 例观察病例，由湖南省肿瘤医院在该厂 2002 名 40 岁以上的职工中进行肺癌普查筛选所得。其中支气管上皮细胞中度增生 48 例，重度增生 3 例。均经痰检、胸片或支气管纤维镜检删除肺癌。观察对象中男性 43 例，女性 8 例；平均年龄 48.6 岁；职业工人 38 人，干部 13 人；38 例做支气管纤维镜检，其中 23 例发现有慢

性炎症，占 60.5%；呼吸系统主要症状出现频数依次为咯痰 36 例、咳嗽 34 例、胸痛 23 例、气喘 15 例。其他症状出现较多的有乏力 17 例、纳差 14 例、口渴 12 例。

2. 分组治疗

全部对象根据性别、年龄、职业、支气管上皮细胞增生级数配对，用随机表分为甲、乙两组，其中甲组 26 例，乙组 25 例。

中药制剂分为解毒宣肺方与安慰剂两种，解毒宣肺方主要组成药物为臭牡丹、龙葵、桔梗、甘草等；安慰剂主要成分为白糖、糊精等，两种制剂剂型均为冲剂，由湖南省中医药研究院附属医院制剂室制剂并提供，两药色、形、量、包装、说明书相同，仅安慰剂在说明书左侧有一红色"♯"标记，以供发药者辨认。

用法用量：甲组服解毒宣肺方，乙组服安慰剂，均为每日 2 次，每次 1 包（解毒宣肺方每包含生药 20g），温开水冲服。2 个月为一疗程，疗程结束后总结疗效。

3. 观察方法

根据研究设计，近期疗效观察指标为给药过程中及其前后的主要症状、药物副作用和痰细胞、SCE（细胞姊妹单体互换率）、γ-GT（γ-谷氨酸转肽酶）、CEA（癌胚抗原）、支纤镜检等客观技术指标的变化。主要症状参照新药（中药）治疗慢性支气管炎临床研究指导原则，采用四级（+++、++、+、-）计分法。

观察记录采用双盲法，由研究现场职工厂医院建立专门门诊，每周定时发药。工作主要由该医院一名中医主治医师和一名职业病防治医师承担，前者负责病情观察并填写观察表各项内容，后者负责发放药物。

4. 观察结果

（1）主症疗效：症状疗效判断标准，即临床控制（临控）：原有症状消失；好转：症状程度减少（+）以上；无效：症状程度无改善或加重。服药治疗后两组对象咳嗽、咯痰等主要症状均有不同程度的改善。甲组咳嗽、咯痰、胸痛的有效率优于乙组（$P < 0.05$）（表 11-4）。

表 11-4　　解毒宣肺方对肺癌癌前病变患者主要症状的近期疗效

症状	组别	治疗前例数（例）	疗效			有效率（%）	P 值
			临控（例）	好转（例）	无效（例）		
咳嗽	甲组	16	10	4	2	87.5	0.0096
	乙组	18	5	3	10	44.4	

续表

症状	组别	治疗前例数（例）	疗效			有效率（%）	P 值
			临控（例）	好转（例）	无效（例）		
咯痰	甲组	17	17	0	0	100	0.0001
	乙组	19	6	6	11	42.1	
胸痛	甲组	13	10	2	1	92.3	0.0325
	乙组	10	4	1	5	50.0	
气喘	甲组	9	3	3	3	66.7	0.3357
	乙组	6	3	0	3	50.0	
乏力	甲组	6	4	0	2	66.7	0.4000
	乙组	11	5	3	3	72.8	

（2）痰细胞学检查结果（表 11-5）。

表 11-5　　　　　甲、乙两组治疗前后痰细胞学检查结果

组　别	例数（例）	治疗前		治疗后	
		重增（例）	中增（例）	中增（例）	轻增及以下（例）
甲　组	26	2	24	0	26
乙　组	25	1	24	1	25

（3）SCE、γ-GT、CEA 检查结果：甲、乙两组治疗前后 3 项指标各均值都在正常值范围（表 11-6）。

表 11-6　　　甲、乙两组治疗前后 SCE、γ-GT、CEA 检查结果（$X \pm S$）

组别	例数（例）	SCE		γ-GT		CEA	
		治疗前	治疗后	治疗前	治疗后	治疗前	治疗后
甲组	26	5.91± 1.24	5.92± 1.47	25.88± 31.87	36.02± 25.59	2.32± 1.60	14.20± 2.89
乙组	25	5.92± 1.25	5.72± 1.18	34.72± 45.65	44.26± 61.23	1.94± 1.69	14.89± 3.99

（4）支纤镜检结果：观察对象中有 38 例治疗前做了支纤镜检，其中正常 15 例，慢性炎症 23 例。治疗后复查 21 例，其中有 14 例治疗前诊断为慢性炎症。治疗前后变化结果（表 11-7）。

表 11-7　　　两组治疗前慢性炎症患者治疗后支纤镜检结果

组别	例数（例）	正常（例）	好转（例）	不变（例）	有效率	P 值
甲组	8	4	2	2	6/8（75.0%）	0.2797
乙组	6	2	1	3	3/6（50.0%）	

（5）药物副作用：服药初期，甲组 1 例、乙组 3 例观察对象出现轻度腹胀、便溏、口干等症，一般在 1～5 日内消失。

恶性肿瘤以癌毒为根本病因，但不同部位、不同种类的恶性肿瘤又各有其特殊的本质。因此，恶性肿瘤的治疗，既要以解毒抗癌为基本大法，又要针对各种恶性肿瘤在病因、病位等方面本质的特殊性分别立法组方择药。从发病学观点来看，肺癌系因癌毒久羁，与痰瘀互结，积渐成癥；病位在肺，肺癌癌前病变患者临床也出现一些肺失宣降的症状，故解毒宣肺方组方，以解毒宣肺为立方法则，方中臭牡丹、龙葵解毒抗癌，甘桔汤宣利肺气。上述研究结果表明：解毒宣肺方对肺癌癌前病变患者主要症状有良好的改善作用，提示解毒宣肺方的组方符合临床实际。

一般认为，评估肺癌预防效果的可靠指标是肺癌的发病率。但是，以发癌率为指标，要求样本大、周期长、投资多，按照我国现在的国情，显然可行性不大。所以，本研究的目的除观察解毒宣肺方的近期疗效外，也试图探索一些能减少样本，缩短研究周期，节约投资的较为准确、敏感、稳定的中间效应指标。根据湖南省肿瘤医院以前从事肺癌化学预防的经验，此次选择痰细胞增生级数、SCE、γ-GT、CEA、支纤镜下慢性炎症程度 5 个指标以作探索。

痰细胞学检查是肺癌普查的主要手段之一，其优点是方法简单，能查到其他方法不易查到的癌前病变与早期肺癌，但缺点是阳性率较低，重复性差，本次观察的结果也证实了重复性差这一缺点。因此，痰细胞增生级数并不是一项理想的中间效应指标。

SCE 的本质目前尚不十分清楚。但已有较多的研究表明，SCE 与 DNA 的损伤及修复有肯定的关系，而且可能与细胞突变有关。由于肿瘤发病学的基因学说已为人们普遍接受，使肿瘤及癌前病变研究自然与 SCE 联系起来。CEA 是组织发生癌变时，释放入血清和体液中的一种酸性蛋白。目前已证实肺癌细胞能直接产生 CEA，肺癌患者血清 CEA 浓度与病情关系密切。而胃癌患者胃液 CEA 与胃癌癌前病变患者胃液 CEA 相比无显著差异，后者与良性胃病患者胃液 CEA 比较却有显著性差异，间接提示肺癌癌前病变患者血清或支气管分泌液 CEA 可能有所变化。因此，本研究选择了这两项指标。研究结果，两组间及治疗前后 SCE 均值基本接近，且都在正常值范畴。CEA 两组治疗前后数值相差较大，主要因为两次所用实验药盒不同，缺乏比较意义。但结合治疗前后两组间差异进行比较，可以发现甲组 CEA 值降低而乙组相对增高，这可能与解毒宣肺方的药物效应有关。

湖南省肿瘤医院在常德石门雄磺矿开展肺癌化学预防的研究中，发现支纤镜检肺癌癌前病变患者支气管慢性炎症样病变出现率高于痰检正常组，因而认为支气管慢性炎症可能是肺癌癌前病变的诱因。前述结果也为本研究所证实，即支纤镜检的 38 例中有 23 例诊断为慢性炎症。此次研究选择 γ-GT，除了探索其与肺癌癌前病变的关系外，也是用其作为一种炎症变化的效应指标。但两组治疗前后四个均值皆在正常值范畴。治疗后支纤镜检慢性炎症的有效率甲组高于乙组，结合临床症状的改善，提示保肺饮有改善或稳定支气管慢性炎症的作用。由于支纤镜检有一定痛苦，难以为观察对象所接受，致使治疗后复查人数不多而导致样本偏小，这可能是统计学处理两组间无显著性差异的原因之一。

总之，解毒宣肺方对肺癌癌前病变患者的临床症状有良好的疗效；对肺癌癌前病变患者支气管慢性炎症有一定改善作用；本次研究所选择的几项中间效应指标，对肺癌癌前病变似不敏感或稳定性较差。鉴于目前缺乏理想的中间效应指标，在肺癌二级预防中，采用流行病学研究方法，调查追踪肺癌的发病率，仍是不可缺少的观察指标。此外，临床与实验相结合，从实验角度证实解毒宣肺方的临床疗效，并通过实验选择最佳组方和制备工艺，将在一定程度上加快研究进度以及提高研究的科学性。

解毒宣肺方对大鼠诱发性肺癌及
癌前病变阻抑作用研究

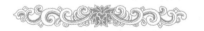

解毒宣肺方为临床经验方，由臭牡丹、龙葵、桔梗、甘草等组成，主要用于肺癌的防治，经临床长期应用表明对肺癌有较好的防治作用。本实验用三甲基胆蒽诱生大鼠肺癌，用解毒宣肺方进行防治，以便进一步观察该药的作用，并探讨作用机制。

1. 材料和方法

（1）材料

1）药物与试剂：解毒宣肺方由臭牡丹 25g，龙葵 12g，桔梗 10g，甘草 3g 组成，中药饮片由湖南省中医药研究院附属医院药房提供，制剂前经湖南省中医药研究院中药所生药药室鉴定。取上方 2 剂共 100g 药材，加 1200mL 水于圆底烧瓶中回流煮沸 1 小时（先浸泡 1 小时），过滤，药渣加 7 倍水（700mL），煮沸 1 小时，过滤，合并滤液浓缩，用蒸馏水 50mL，加 95％乙醇至含醇量为 60％，沉淀 24 小时，抽滤，挥去乙醇，浓缩至 50mL（即每毫升含生药 2g），灌装，灭菌，置冰箱保存。

三甲基胆蒽（MCA）：三甲基胆蒽 1g，Sigma 产品，每只动物用 0.1mL 碘油（含三甲基胆蒽 5～8mg）。

碘油：造影用碘油，含碘 40％，北京第三制药厂生产；器材：大鼠 X 线摄影固定装置（自制）；ZY 型麻醉针、鸭嘴镊、弯形金属压舌板、常规手术器械。病理检测：湖南省中医药研究院重点实验室病理组病理检测系列设备及中南大学湘雅三医院病理科。

2）动物：Wistar 大鼠 84 只，清洁级，雌雄兼用，体重 150～180g，由中南大学湘雅医学院实验动物中心提供。

（2）方法

1）健康 Wistar 大鼠 40 只，鼠龄 2.5～3.5 个月，体重 150～180g，雌雄兼有，两性分笼，随机分为两组。①实验组：每只动物作肺叶支气管内一次灌注三甲基胆蒽 0.1mL（5mg）。从灌注 MCA 前 3 周开始，每只动物灌胃饲解毒宣肺方 1mL/次，共 19 周 57 次。②对照组：与实验组同步等量一次灌注 MCA，此时起每只动物灌胃饲生理盐水 1mL，每周 3 次，共 16 周 48 次。肺叶支气管内灌注 MCA 操作方法参照湖北医学院病理解剖教研室建立大鼠肺癌模型方法进行改进。采用麻醉下行无菌气管切开手术灌注 MCA 后，每只动物立即拍 X 线胸片以确定碘油位置。MCA 灌注后 16 周，将全部动物处死，对 MCA 灌注部位常规病理切片，观察支气管和肺部非癌性病变（单纯增生、黏液细胞增生、鳞状化生、泡沫细胞结节等）及癌变情况。自定癌变程度分期标准：Ⅰ期为癌变在局部或原位；Ⅱ期为累及整个叶；Ⅲ期为累及整个右肺；Ⅳ期为累及对侧或纵隔。

2）实验流程：药物及器材的准备—药物支气管注射法预试，熟练并规范操作—动物分组，实验组给解毒宣肺方—3 周后支气管内注射 MCA 碘油 0.1mL—立即摄片—灌胃 3 次/周—注射 MCA 第 50 日摄片—继续灌胃—注射 MCA 第 110 日摄片—处死动物取注射部位作病理切片（支气管与肺部）。

2. 实验结果

根据照片、肉眼及显微镜下的观察结果，证明本实验所诱发的大鼠肺癌均为支气管鳞状细胞癌，未见其他类型的良、恶性肿瘤。实验结果证明解毒宣肺方可以明显降低 MCA 所诱发的肺癌的发生率、对已发生癌变的动物可减轻癌性病变程度、明显减轻支气管非典型增生程度、明显减轻支气管上皮鳞状上皮化生程度。现将结果分述如下。

(1) X线检查情况

1) 药物灌注部位：第一次 X 线检查主要观察碘油的注射位置，位置不正确的动物弃去不用。共注射了 84 只动物，其中手术操作死亡 9 只，X线检查碘油位置不正确的或不清楚的 13 例，余下 60 例作正式实验。

2) 第 50 日 X 线检查：第一次灌注药物后的第 50 日 X 线检查，注射部位碘油已基本吸收，部分动物在右肺原碘油注射位置可见模糊肿块影。

3) 第 110 日 X 线检查：已见不到碘油阴影，大部分动物在原碘油注射部位出现胸片异常，主要表现为右肺门部肿块影，右肺片状及云雾状阴影，少数出现左肺肿块影。X 线检查情况与解剖后肺部肿瘤、增生或炎症性病变情况基本吻合。

综合 X 线检查情况，在肺癌诱生过程中，X 线检查对于监控碘油的位置及吸收情况是必要的，至于对肿瘤发生程度的检测意义并不大。这是由于癌变情况最后要由病理组织学确定，加之动物 X 线检查，由于动物组织对比度等原因，对结果判断的准确性有一定影响。

(2) 解毒宣肺方对 MCA 诱生肺癌癌变率的影响结果（表 11 - 8）。各组开始实验时为 30 只动物，中途各组死亡 2 只大鼠。对照组癌变率达 88.29%，癌变发生率与文献报道基本一致。

表 11 - 8 癌变发生情况

组别	动物数（只）	无癌鼠数（只）	癌变数（只）	癌变率（%）
对照组	28	3	25	88.29
解毒宣肺方组	28	11	17	60.71

注：各组均有 2 只大鼠中途死亡，故未计入。$X^2 = 4.667$，与对照组比较 $P < 0.05$。

由表 11 - 8 可知，对照组癌变率为 88.29%，而解毒宣肺方组癌变率为 60.71%，与对照组比较下降 27.58 个百分点，经 X^2 检验，$P < 0.05$，提示解毒宣肺方对三甲基胆蒽诱生肺癌有明显的对抗作用，明显减少肺癌的发生率。

(3) 解毒宣肺方对 MCA 诱生肺癌癌变程度的影响：为了便于统计，参照有关动物实验肺癌病理，自定癌变分期标准，即 I 期为癌变在局部或原位；II 期为累及整个叶；III 期为累及整个右肺；IV 期为累及对侧或纵隔。由表 11 - 9 可以看出，解毒宣肺方组动物癌变程度明显轻于对照组（$P < 0.05$）。

表 11－9		癌变程度分布数和百分率		（只，％）	
组别	癌变数	Ⅰ期	Ⅱ期	Ⅲ期	Ⅳ期
对照组	25	6（24.0）	8（32.0）	6（24.0）	5（20.0）
解毒宣肺方组	17	5（29.4）	7（41.2）	5（29.4）	0（00.0）

注：经秩和检验，与对照组比较，$P<0.05$。

（4）解毒宣肺方对支气管上皮细胞增生的影响：根据各组带癌动物的非癌区和无癌动物支气管上皮增生程度的不同，区分为轻度增生（黏液细胞增多，上皮细胞呈灶性复层化）和明显增生（黏液细胞明显增多，上皮广泛复层化）。各组支气管上皮细胞增生的比较（表 11－10）。

表 11－10	各组支气管上皮细胞增生的比较		
组别	动物数（只）	轻度增生（只）	明显增生（只）
对照组	28	5	23
解毒宣肺方组	28	15	13

注：与对照组比较，$X^2=6.3$，$P<0.05$。

由表 11－10 可以看出，解毒宣肺方组动物轻度增生居多，而对照组明显增生占多数，经统计学检验 $P<0.05$，提示解毒宣肺方组支气管上皮增生程度明显轻于对照组。

（5）解毒宣肺方对大鼠支气管上皮鳞状上皮化生的影响：根据各组带癌动物肺脏非癌区和无癌动物的支气管上皮发生鳞状化生的不同程度，区分为轻度化生（支气管上皮部分复层化，且少数表层细胞变为扁平细胞）和明显鳞状化生（支气管大部分上皮复层化且多数表层细胞变为扁平细胞，甚至出现角化）。解毒宣肺方对大鼠支气管上皮鳞状上皮化生的影响各组观察结果（表 11－11）。

表 11－11	解毒宣肺方对大鼠支气管上皮鳞状上皮化生的影响		
组别	动物数（只）	轻度鳞状化生（只）	明显鳞状化生（只）
对照组	28	8	20
解毒宣肺方组	28	17	11

注：与对照组比较，$X^2=4.625$，$P<0.05$。

由表 11－11 可以看出，解毒宣肺方组带癌动物非癌区及无癌动物支气管上皮鳞状上皮化生程度明显轻于对照组，差异有统计学意义（$P<0.05$）。结果提示解毒宣肺方对大鼠支气管上皮鳞状上皮化生这一癌前病变有明显的抑制作用。

3. 讨论

对近期中国恶性肿瘤死亡率变化统计结果表明：近 20 年恶性肿瘤死亡率上升幅度最大的是肺癌，20 世纪 70 年代为 7.09/10 万，90 年代为 17.54/10 万，上升了 143.29%，而其他大多数肿瘤的死亡率是下降的。可见肺癌的防治研究是相当重要的。

自 Schreiber 用 MCA 在动物体内诱生肺癌以来，有关诱生动物肺癌的方法有很多，有用多环芳香烃苯并芘及二苯并蒽单因素诱发肺癌，有用甲基硝基胍诱发小鼠肺癌，其中以田氏支气管注射 MCA 碘油较为经典。同时这些文献报道研究结果表明化学性因素在肺癌形成过程中是起促进作用的。肺癌的发生主要与采矿、采石、纺织、化工等职业及吸烟生活习惯有关，在我国仍以职业因素为重要。

研究结果可以看出，我们采用气管切开手术方法给动物支气管内注射 MCA 的方法能明显诱生实验动物肺癌的发生，癌变发生率与文献报道经咽喉注射 MCA 碘油法基本一致。

实验结果证明，解毒宣肺方可以明显降低 MCA 所诱发的肺癌的发生率、对已发生癌变的动物可减轻癌性病变程度、明显减少支气管非典型增生程度、明显减少支气管上皮鳞状上皮化生程度。

肺癌鳞癌的发生过程与其他肿瘤发生是类似的，首先表现为支气管的非典型增生，进而导致支气管上皮鳞状上皮化生，最后形成癌变。解毒宣肺方对这两个癌前病变均有明显的减缓作用，而且使肺癌变发生率下降，提示解毒宣肺方对肺癌形成过程有明显抑制作用，有较明显的抗促癌作用，由于目前我国肺癌的发生原因主要是化学性致癌，肺癌高发于矿区硅沉着病患者，因此解毒宣肺方对于应用于肺癌高危人群的预防是有重大意义的。

应用解毒宣肺方的动物，癌变的严重程度也明显减轻，证明解毒宣肺方对肺癌有较好的治疗作用。本实验研究为临床应用提供了一定的药理学依据，至于解毒宣肺方抗肺癌的细胞机制有待于进一步研究。

综上所述，解毒宣肺方可以明显降低 MCA 所诱发的肺癌的发生率、减轻癌性病变程度、减轻支气管非典型增生程度、减轻支气管上皮鳞状上皮化生程度，结果证明解毒宣肺方能明显对抗 MCA 所致实验性肺癌的形成，对实验性肺癌有明显的防治作用。

解毒宣肺方抗肿瘤作用研究

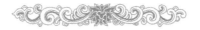

为了探索解毒宣肺方的抗肿瘤作用及其合理的制剂工艺，我们对不同工艺解毒宣肺方样品的体外抑瘤作用进行了实验研究。

1. 材料与方法

（1）材料：肿瘤标本采用湖南省肿瘤医院手术或活检的人新鲜肿瘤，共取 11 例肿瘤标本，可评价者 9 例，包括卵巢癌、结肠癌、乳腺癌各 1 例，肺鳞癌、恶性淋巴瘤各 3 例；MTT（Sigma 5mg/mL）；药物：解毒宣肺方 1、2、3、4 号（湖南省中医药研究院中药研究所制剂室制备并提供，批号 921101、921102、921103、921104），均溶解性好、清澈透明，浓度 3g（生药）/mL；阳性对照化疗药物阿霉素（ADR）（日本沱滨产品）、顺铂（DDP）（锦州制药厂，批号 920901）、甲氨蝶呤（MTX）（杭州制药厂，批号 921109）、丝裂霉素（MMC）（海门药厂，批号 900517）、5-氟尿嘧啶（5FU）（海普药厂）。根据预实验结果，解毒宣肺方浓度为 100μL/孔，化疗药物均选用血峰浓度。

（2）方法：按 Mosmunn 法加以改良，将肿块按常规法制成单细胞悬液。一定量的瘤细胞接种于 24 孔板中，加入药物和培养基，每组 3～6 个复孔，置于 CO_2 培养箱中 48 小时，每孔加 MTT 50μL，继续培养 4 小时。弃上清液，加 DMSO 600μL，溶解后在 555nm 处读数 OD 值，求出各组均值，计算各药抑制率（*IR*）。当 *IR*＞30％为敏感，记为"＋"；反之无效，记为"－"。

2. 结果与分析

（1）抑瘤作用：表 11－12 说明，解毒宣肺方对肺癌及恶性淋巴瘤细胞有一定抑制作用，而对乳腺癌、结肠癌、卵巢癌无效，表现出较强的选择性。采取不同工艺制剂的保肺饮各样品间的抑瘤作用也有明显差别，其中 2 号样品作用最强，9 例中有 4 例敏感，总有效率达 44％，与阳性对照药 DDP 和 5FU 相当。尤其是 3 例恶性淋巴瘤均对 2 号样品敏感，重复性好；1、4 号样品对同 1 例肺癌的抑制率分别为 35％和 38％；但对恶性淋巴瘤都无效；3 号样品在 5 次实验中均未见抑瘤作用。上述结果提示，2 号样品工艺相对最合理，1、4 号样品也有可取之处，3 号样品工艺不合理。

湖湘欧阳氏杂病流派学术经验研究丛书 杂病临症诊疗心法

表 11 - 12　　　　　　　　解毒宣肺方及化疗药物的抑瘤作用

瘤种	解毒宣肺方				化疗药物				
	1	2	3	4	ADR	DDP	MTX	MMC	5FU
乳腺癌		−			−	+	+	+	+
结肠癌		−			−			+	+
卵巢癌	−	−			−	+			+
肺癌									
A	−	+			+	+		+	+
B	−	−			+	+	+		
C	+	−		+					
恶性淋巴瘤									
A	−	+							
B	−	+						+	
C	−	+			+			+	
总有效	1/7	4/9	0/5	1/7	3/9	4/9	2/9	5/9	4/9
率（%）	14	44	0	14	33	44	22	56	44

注："＋"为敏感，"－"为无效。

（2）与抗癌药的协同作用：2、3 号样品与化疗药物合用，剂量均减半，合用药组抑制率普遍低于或近似单用化疗药物剂量未减组，未见明显的协同增强作用。

解毒宣肺方组方以"宣肺解毒"为大法，由臭牡丹、桔梗、龙葵、甘草等药组成，实验样品剂型为口服液。4 个样品工艺区别主要在提取方面，其中第 4 号样品采用水提工艺，第 1、第 2、第 3 号样品均采用水提醇沉工艺，但 3 个样品的醇沉时所用醇浓度及醇沉次数不同。从上述各样品抑瘤结果分析可知，该药提取工艺可以采用水提醇沉法，但醇沉时醇浓度及醇沉次数以 2 号最合理，3 号次之，4 号最差。

研究中解毒宣肺方对肺癌表现出较高的药物选择性，可能与立法组方针对肺及方中药物归经有关，在一定程度上说明不同恶性肿瘤病变脏腑不同，病因同中有异，立法择药组方必须针对不同恶性肿瘤的特殊本质，才能取得预期效应。由于血管及淋巴管等均属中医经脉的范畴，对恶性淋巴瘤的较强抑制作用，可从中医"肺朝百脉"的理论得到解释，同时也为恶性淋巴瘤的治疗提供了一条新思路。

制剂工艺研究，是中药新药研究中非常重要的一环，也是药理毒理和临床研究的基础，而保证工艺研究结果科学、可靠的重要前提，是工艺合理性评价指标的选择与确定。目前相当部分中药新药的工艺研究，多以"药化学导向"，即根据处方主药生药中所含有效成分与制剂中该成分的定性或定量比较来判断工艺是否合理。此方法存在的最大问题是目前大部分中药有效成分尚不十分清楚，研究时作为评价指标所确定的有效成分是否确实是临床的有效成分很难肯定，因此难免有工艺研究结果与临床不符的情况出现。因此，根据实际选择制剂学、药化学、药理学及临床疗效综合指标对制剂工艺的合理性进行评价，其结果将更为科学。本研究即采用了"主要药效学导向"方法，对不同工艺制剂的解毒宣肺方样品抑瘤作用进行研究，然后根据研究结果对各样品工艺的合理性作出评价。

对于疑难疾病，尤其是恶性肿瘤，中药、西药同时应用，已经成为相当部分临床医师习惯。而解毒宣肺方与化疗药物协同用药研究结果则提示，中药、西药结合运用并不一定能增强疗效。如果不是有计划、有组织地对具体每一种疾病的中、西结合用药进行严格的前瞻性研究，阐明两者同时应用究竟是增效减毒，还是减效增毒，或是毫无意义，用以指导临床实践，就难以从根本上克服临床这方面的盲目性。

参考文献

[1] 欧阳锜. 证病结合用药式 [M]. 长沙：湖南科学技术出版社，1993

[2] 欧阳锜. 中医症证病三联诊疗 [M]. 北京：人民卫生出版社，1998

[3] 欧阳锜. 证治概要 [M]. 北京：人民卫生出版社，1982

[4] 欧阳锜. 中医临症思维 [M]. 北京：光明日报出版社，1986

[5] 欧阳锜. 欧阳履钦 [J]. 湖南中医杂志，1995，11 (1)：6-8

[6] 周慎. 欧阳履钦辨同求异之思维方法 [J]. 湖南中医药导报，1997，3 (6)：3-4

[7] 欧阳锜. 中医症证病三联诊疗 [M]. 北京：人民卫生出版社，1998

[8] 黎鹏程，卢丽丽. 程丑夫从虚、痰、郁、瘀论治疑难病经验 [J]. 中国中医药信息杂志，2014，21 (7)：94-96

[9] 程丑夫. 论多病并存的中医治疗 [J]. 中医药导报，2006，12 (12)：1-2

[10] 周慎，欧阳剑虹，杨维华. 欧阳锜主症辨证法及其应用. 中医药导报，1996，12 (3)：3-5

[11] 伍大华. 周慎教授临症学术思想探析 [J]. 中医研究，2012，25 (1)：48-50

[12] 朱克俭，欧阳锜. 由症入手、病证相结合是中医临床理论眼前的钥匙 [J]. 中国医药学报，1992，7 (6)：50-52

[13] 朱克俭. 欧阳锜研究员临床病证结合诊疗经验 [J]. 中国农村医学，1996，24 (8)：51-53

[14] 朱克俭，黄一九. 常见病中医证候临床流行病学调研思路 [J]. 中国医药学报，1999，14 (1)：62-65

[15] 朱克俭. 中医新药适应病症（证）与方案设计有关问题探讨 [J]. 中药新药与临床药理，2001，12 (2)：73-76

[16] 程晓燕，朱克俭. 中医临床评价中证候、疾病疗效相关性的探讨 [J]. 湖南中医杂志，2007，23 (3)：3-4